がんになったらまず読む本

これだけ知っておけば、治療も生活も迷わない

保坂 隆

朝日新聞出版

編集協力／幸運社・松島恵利子
装丁・本文デザイン／柳沼博雅（GOAT）

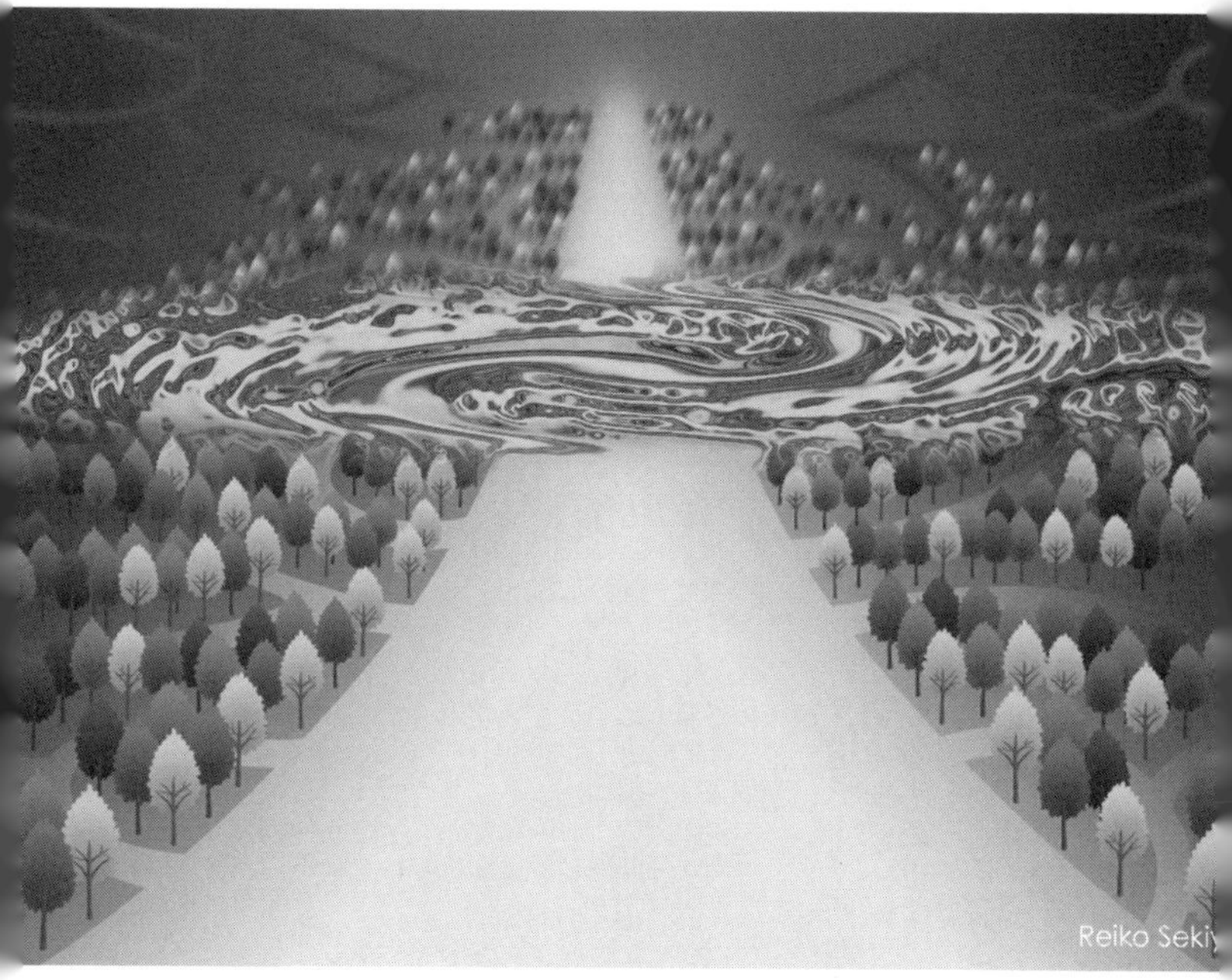

この絵は、がんの治療を表した絵です。
道の上に立っている自分を想像してください。

はじめに　治療の道はずっと続いています

一本道が、長く遠くまで延びています。途中、大きな雲がかかっていますが、その先にも道は続いています。

そして、道の両脇には森があり、よく見ると細い脇道がいくつも見えます。

「あなたはがんです」と告知された時、人はこの道の上に立っています。

真正面にある一本道は「標準治療」という道です。標準治療は科学的な根拠に基づき、現在の最良の治療方法と示されているものです。

本当なら、標準治療の道を進むべきなのです。ところが、「○○さえ飲み続ければ、がんは消える」「△△をすれば、手術をしなくてもすむ」といった、ほとんど根拠のない治療法を信じて真ん中の道を外れ、どんどん森の奥深くへと迷い込んでしまう人がいます。

そういう人が道に迷い、疲れ果て、私のところにやってくることがあります。

道の先にかかっている雲は、がんのステージⅣになった状態を表しています。**一般的にステージⅣは、「もう手の尽くしようがない」「まもなく死んでしまう」と考えられることが多い**のですが、よく見ると、雲の先にも道は続いているのがわかりますか。

そうです。**たとえステージⅣになったとしても、それで終わりではなく、標準治療の道はその先にも続いている**のです。

次ページの図を見てください。たとえば、乳がんでステージⅣの人の5年後の生存率に注目してください。37・1%。つまり、4割近くの人が5年後も生きているということですね。しかも、このデータは10年前のものです。治療法は日々進化していますから、現在、乳がんのステージⅣの方の5年生存率は、もっと高

臨床病期別５年相対生存率（全症例） 2007-2009年診断症例

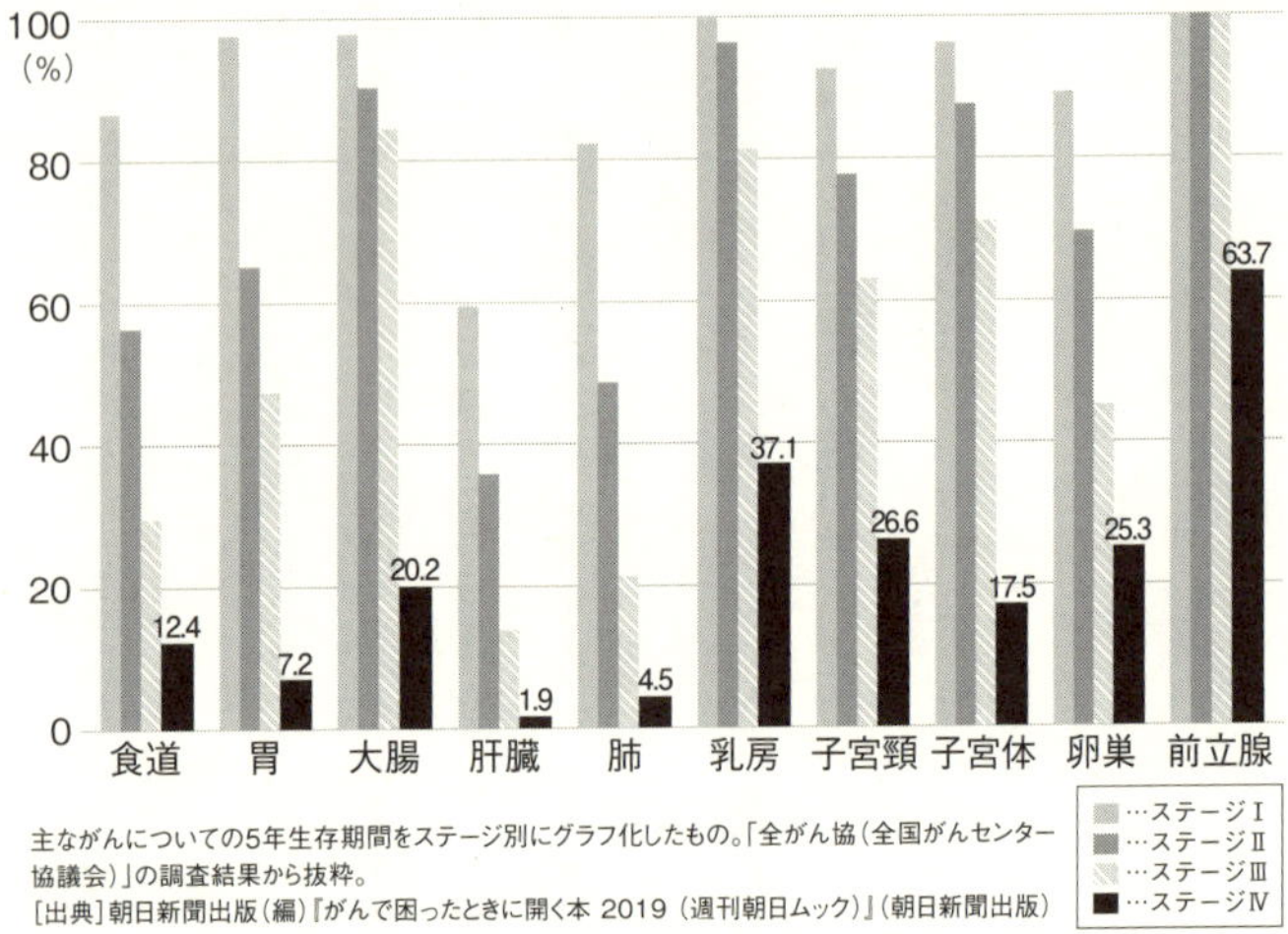

主ながんについての5年生存期間をステージ別にグラフ化したもの。「全がん協（全国がんセンター協議会）」の調査結果から抜粋。
[出典] 朝日新聞出版（編）『がんで困ったときに開く本 2019（週刊朝日ムック）』（朝日新聞出版）

くなっているというのが専門家の見解です。ということは、5年以上生存する人が多くなってきたのです。

たとえステージⅣでも、「死ぬ直前」などと考えるのは間違いだと思います。正しい治療、標準治療の道はちゃんと残されているのです。

先ほど絵で説明した「腸道」について話すと、これは2つの言葉で表せます。

①代替療法　標準治療はやめて、別の治療だけを受ける。標準治療の代わりに受ける治療のこと。

②補完療法　標準治療を受けながら、同時に玄米を多く食べたり、ビタミンCをしっかり摂るというような療法を取り入れること。

①は完全に脇道に入り込み、どんどん標準治療の道から外れて迷い込んでしまうパターンですが、②は標準治療の道から外れていません。

代替療法と補完療法を混同する人が多いですが、中身はまるで違います。脇道にそれて無駄に時間を過ごし、取り返しのつかないことにならぬよう、がんは標準治療が基本であることをしっかりと覚えておきましょう。

第1章　まず、がんについてちゃんと知る

第2章 納得のいく治療計画を立てる

第3章　生活を見直し、免疫力を高める

第4章　人生と生き方を見直す

第1章　まず、がんについてちゃんと知る

「がん＝死」という思い込みに
振り回されないように

明治時代から昭和20年代まで、日本で治療法のない「死病」として恐れられていたのが結核でした。新撰組の沖田総司や歌人の正岡子規、夭折《ようせつ》の詩人といわれた石川啄木など、若くして結核で亡くなった人の話を聞いて、「今だったら、結核なんて怖い病気ではないのに」と思った人も多いのではないでしょうか。

一方、がんについては、現代でもまだ「がん＝死」というふうに思い込んで、過剰な恐怖に囚われている人が少なくないのが現実です。

普段は冷静で医学の知識も持ち合わせている人が、いざ自分ががんの告知を受けると、パニックになってしまう例は珍しくありません。

誰でも「ひょっとしたらがんになるかも」という不安と、「まさか、自分だけは大丈夫」という根拠のない自信が同居しているのが普通だからでしょう。

がんとわかった時に、頭がしびれるようなショックで心神喪失状態になったり、絶望で涙があふれてきたり、「なぜ私が」と怒りが込み上げてきたり……。それまでに経験したことのないような感情があふれ出てきても不思議ではありません。

でも、医師から告げられたのは「あなたの病気はがんです」ということだけです。不治の病の告知でも、まして死の宣告でもないのに、そこまでショックを受けるのは、いったいどうしてなのでしょう。

その一番の理由は、「がんになったら治らない」「がんの死亡率は高い」というイメージが今でも色濃く残っているからです。

がんのイメージというのは、「つらくて、痛くて、治らない」という悲観的なものが多く、現代の医学の実態とはかけ離れているのですが、いったん頭にこびりついたものを取り払うのはなかなか難しいようです。

だからこそ、**治療を始める前に「負の思い込み」をリセットし、正しい情報をインプットすることが求められます。**

日本人の五十数パーセントの方が人生で1回はがんに罹患《りかん》します。しかし、日本人の死因統計によると、がんで亡くなっている人は約30％にすぎず、がんになってもそのおよそ半分の方はがん以外の病気で亡くなっているのです。つまり、がんになった人のうちおよそ半分の方は、次のどれかに該当するわけです。

①がんが治った
②がん以外の病気や事故で亡くなった
③老衰で亡くなった。

ということは、がん＝死ではないことがわかるはずです。実際、がん全体の5年生存率は70％近くまでに達していて、元気になった患者さんがたくさんいます。

「がんが死に至る病だと思われたのはなぜですか？」

こう聞いて返ってくる答えの多くが、「雑誌や本で見ると、がんを患った人はほとんど帰らぬ人になっている」「有名人や芸能人でがんになった人が次々に亡くなっている」といったもので、見た話や聞いた話が根拠になっていることが多いのです。

雑誌やテレビなどのメディアは、多くの人に見てもらうために大袈裟なタイトルをつけ、ショッキングな内容を盛り込みがちです。

「がんの壮絶な痛みに耐えて」とか「家族の祈りも届かず」といった悲劇的な表現で引きつけようとするのですから、どうしても「がんは怖いもの」「死に至る病」といったイメージが植え付けられてしまうのかもしれません。

しかし、「はじめに」で紹介したように、たとえステージⅣになったとしても、標準治療の道は続くのです。

がんは「治療をして完全に治ったから、もう心配ない」という病気ではなく、糖尿病や高血圧などのように上手につきあいながら生きていく病気。つまり慢性疾患のひとつと考えるべきです。


何度でも繰り返しますが、「がん=死」という思い込みからは、もう卒業しましょう。

「今どきのがん」を知って、情報をアップデートする

「がん＝死」という考え方は時代遅れだと話しましたが、まだ頭の中に古い情報を溜め込んだままの人もいるでしょう。

多くの人が知っている、「日本人の2人に1人はがんになる」という言葉。

これだけを聞くと、どっちを向いてもがんの人だらけという印象を受けてしまいます。具体的には、クラスメイトの半分ががんになり、職場の仲間の半分ががんになるというようなイメージです。

その根拠になっているのが、2014年に発表された国立がん研究センターの調査結果です。ここでは、日本人の「生涯がん罹患リスク」が男性で62％、女性で47％となっていて、男女合わせると54・5％がかかることになります。

この数字を見れば「2人に1人はがんになる」という言い方も間違いではないのでしょうが、このデータからは、がんになる年齢が読み取れません。

そこで、もっと詳しく見ていくと、がんは、男女とも50歳代くらいから増加し、高齢になるほど高くなります。また、30歳代の後半から40歳代で女性が男性よりやや高く、60歳代からは男性が女性よりグッと高くなることがわかってくるのです。

そして、前に話したように、「がんになっても全員ががんで亡くなるわけではなく、その半数は心臓病や脳卒中といったがん以外の病気、または事故で亡くなる。あるいは、しっかり生きて老衰で亡くなる人もいる」ということです。

2019年8月に発表されたがん患者の5年生存率（がん以外の原因による死亡などの影響を除去した相対生存率）は、全体では66・1％となり、現代では70％近い人が病を乗り越えていることになります。

特に早期に見つかったがんは完治する確率も高くて、初期の胃がんなら9割以上が完治するということも覚えておいてください。

また、ほんの20年ほど前までは、がんになったら「おまかせします」とすべてを医師まかせにするケースが多かったのですが、今では患者本人が自主的に治療法を選び、その人らしいQOL（生活の質）を守る方法が主流になっています。

たとえば抗がん剤ひとつとっても、100種類以上の薬の中から効果や適性、体調、副作用などを考えて、さまざまな選択ができるのです。

昔は主治医の診断と意見に従って治療方針が決められましたが、今では他の病院でセカンドオピニオンを求めるのも当たり前でしょう。

「がん診療連携拠点病院」など全国400か所以上に「がん相談支援センター」が置かれていて、その病院の患者さんでなくても匿名でアドバイスがもらえるので、安心して相談できます。また、国立がん研究センターの「がん情報サービスサポートセンター」では、電話（0570-02-3410／03-6706-7797）で必要な情報を聞くことができます。

医療側と患者の信頼関係を軸とした「インフォームド・コンセント」を守るのが基本ですから、何を聞くのも、何を要望するのも、遠慮はいりません。

がんは命にかかわる病気ではありますが、医療技術が進歩して治療法の選択肢も広がった今、「がんとどう生きていくか」を考えるのは患者さん自身です。

よく見て、聞いて、考えて、自分らしい判断を導き出してください。

がんは慢性疾患ととらえる

がんについて、「どんどん進行して死んでしまう」と思っている人は少なくありませんが、それは違います。

たとえば、糖尿病や高血圧になった人は、それ以上悪くならないように、あるいは死に至る病気を発症しないようにコントロールしているでしょう。

同様に、がんも、手術したからといって「完全に治りましたから、もう病院には来なくていいですよ」とはなりません。「悪い部分はすべてとりましたが、今後も悪さをしないように、3カ月に1回は検査しましょう」というような治療をしていきます。

何度も話していますが、「がん＝慢性疾患」だというのは、そういう理由があるからです。

ただ、**間違ってはいけないのが、「がん＝生活習慣病である」という考え方です。慢性疾患と生活習慣病は、似て非なるものです。**

生活習慣病というのは、食事、運動、睡眠、飲酒、喫煙など、それまでの生活習慣が発症や進行に関与する病気です。そこで、暴飲暴食や過度の飲酒、運動不足などを省みないといけないケースが多く見られます。

しかし、「がんは生活習慣病」と思っていると、がんを告知された時に、「がんになったのは自分のせいだ」などと思い込み、抑うつ的になってしまいます。

確かに、がんの一部には、生活習慣が原因となるものもあります。具体的には、喫煙習慣のある人が肺がんになったり、お酒をたくさん飲む人が肝臓がんになるといったことです。

しかし、それ以外のほとんどのケースは生活習慣病ではありません。何が原因でがんになったのか、わからないのです。

繰り返しになりますが、「がんは慢性疾患のひとつで、生活習慣病とは違う」と覚えておきましょう。

こうして、**がんが慢性疾患のひとつとわかったら、ショックを受けた気持ちを落ち着かせて、「じっくり慢性の病を治そう」と思い直してください。**

もちろん、いい状態を維持するためには、薬や運動、リハビリなどの努力も必要ですが、それもほかの病気と同じです。

よく、がん患者さんは腫瘍マーカーの数値に注意していますが、糖尿病の患者さんが常に血糖値を意識するようなもので、特別なことではありません。

がんといえば、「転移や再発が心配」という声もよく聞きますが、高血圧症の人なら心筋梗塞や脳卒中を心配するでしょうし、肝臓病の人ならALT（GPT）やγ-GTPの数値に無関心ではいられないでしょう。

昔から「病は気から」というように、人間のメンタルが体に与える影響は非常に大きいもので、免疫力さえ左右します。

以前はよく「無病息災」といわれたものですが、今では「一病息災」のほうがかえって長生きできるといわれるほどです。がんをむやみに恐れず、上手なつきあい方をしていきたいものです。

がんは、
遺伝子のコピーミスで生まれる

「がんはなぜ生まれるのか」

この質問に100%正確な答えを出すことは難しいのですが、今ではがん発症のメカニズムはおよそ解明され、以前に思われていたような原因不明の病でもなければ、不治の難病でもありません。

人の体は、約37兆個（他説あり）の細胞からできています。生きている限り、細胞は常に分裂を繰り返しています。

分裂では、細胞の中の遺伝子がコピーされて受け継がれていきますが、正しくコピーされないと、異常な細胞が生まれます。これが遺伝子のコピーミスで生まれる異常な細胞である「がん」です。

もともと私たちの体には遺伝子の傷を修復する仕組みが組み込まれていて、もし異常な細胞が生まれても、それを排除する「免疫機能」が備わっています。

ですから、たった1回のコピーミスで異常な細胞が生まれても、すぐにがんになるわけではありません。ただし、コピーミスが何度も繰り返されたり、免疫機能が低下したりすると、やがてがん細胞の塊《かたまり》が生まれてしまいます。

2017年春、「遺伝子の複製ミスが主な原因」という研究を米ジョンズ・ホプキンズ大のチームが米科学誌サイエンスに発表しましたが、この報告でも「がんを引き起こす変異の3分の2近くは、細胞がDNAをコピーする際に起きたエラーが原因」と結論づけられています。

「複製ミスは一定の割合で必ず起きるから、予防や早期発見が重要になる」と述べられていて、コピーミスは起こって当たり前という前提で書かれています。

普通、正常な細胞は一定のルールで分裂するのですが、がん細胞が異常なのは、コントロールがきかずに増え続けたり広がったりする点です。

こうして増えたがん細胞が、塊になって周りの組織や血管から栄養を吸収したり、臓器の細胞を侵食したりすると、痛みや臓器の機能低下が起こります。

さらに、がん細胞が血管やリンパ管に入り込めば別の器官や臓器に転移する危険もありますから、「がんは怖い」と思うのもわかります。

これまでがんの原因は大気汚染や喫煙、食事などの「環境要因」、親から受け継いだ「遺伝要因」、そして最も回避の難しい「遺伝子コピーのミス」という3つに大別されてきました。

ところがジョンズ・ホプキンズ大の調査によれば、がんの原因の中で環境は29％、遺伝要因はわずか5％なのに対して、遺伝子のコピーミスは66％という高確率が推定されています。

しかし、遺伝子の傷は一度に形成されるのではなく、時間をかけて徐々にできるものです。ですから、食事や運動、デトックス（解毒）など「がんになりにくい生活」を心がけることで、ある程度、がんのリスクを減らすことはできるでしょう。

また、こうしたがん発生のメカニズムが次々に解明されると同時に、より効率的な治療法が開発される可能性も高くなります。

「正体不明の怖い病気」から「遺伝子のコピーミスで生まれる慢性疾患」に姿を変えれば、がんに対する見方も大きく変わるのではないでしょうか。

年をとると
がんになりやすいのはなぜか

がんは加齢とともに起こる病気のひとつといえます。

若い人でもなることはありますが、ほとんどの人が中年から発症し、高齢になるほど数は増えていきます。

年をとるほど遺伝子を元の形に修復する力が弱くなり、コピーミスが起きやすくなるので、加齢によるがんの増加は当然といえるでしょう。

また、年齢とともに組織が老化して炎症が起こりやすくなり、免疫力が低下するのも、がん増加の大きな原因です。

遺伝子のコピーミスを防いでくれるのが、私たちの体に備わった「免疫機能」ですが、残念なことに、免疫力も年齢とともにだんだん低くなります。この免疫機能の代表的なものが、「ナチュラルキラー細胞（NK細胞）」で、悪性になってがん化した細胞をターゲットにして戦ってくれるのですが、その働きのピークは20歳頃で、年とともに戦闘力は低下していきます。

そのうえ、年を重ねるごとに、がんのリスクを高める要素は増えてきます。

たとえば、喫煙や飲酒、不規則な食事、運動不足、ストレスなど、健康に悪いことが長年の習慣になると、がん化を促進することになりかねません。

ちょっと意外かもしれませんが、「感染症」も日本人のがんの原因のうち約20％を占めるとされています。

感染の中でも多いのが、B型やC型の肝炎ウイルスによる肝がん、ヒトパピローマウイルスによる子宮頸がん、ヘリコバクター・ピロリ菌による胃がんなどで、抵抗力の弱ったシニアは特に注意が必要です。

このように高齢者のがんリスクは高くなりますが、進行が遅いので、じっくり対応できるメリットもあります。

年をとれば誰もががんにかかりやすくなりますが、それはほかの慢性疾患も同じこと。何歳になっても健康寿命を延ばす努力をしたいものですね。

がん細胞は
増え続ける特徴を持っている

がん細胞と正常細胞の違いは、増殖のパターンにあります。がん細胞の最大の特徴は「増え続けること」。遺伝子のエラーが重なって偶然にできたがん細胞が、どんどん増え続けることが、人間にとって一番困った点というわけです。

人間の体は、約37兆個（他説あり）といわれる細胞で成り立っていますが、その始まりの形は、父親の精子と母親の卵子が結合してできた受精卵です。

赤ちゃんとして生まれた時には、全身の細胞の数はすでに数兆個にもなっています。そして、人として成長していく過程で次々に細胞が生まれ、古い細胞と入れ替わっているのですが、見た目では、その変化はわかりません。

特に外見が変わるわけでもなく、細胞が新しくできると、古い細胞の遺伝子をそのままコピーすることでバトンタッチがすむのです。

遺伝子は目に見えませんが、細胞の中にはぎっしりと遺伝子情報が詰まっていて、その情報を受け継ぎながら更新されていきます。

遺伝子は、いわば人体の設計図のようなもので、生きている限り細胞分裂という形でコピーされ、引き継がれていきます。

ところが、遺伝子をコピーする際に、まれにミスが起こります。そのミスの中でも問題なのは、細胞が生まれる周期の書き間違いです。

人体の設計図には、細胞が生まれる周期がちゃんと書かれているのですが、コピーミスによって正常ではない周期に書き換えられると、古い細胞が死ぬ前に新しい細胞が生まれたり、細胞がダブルで存在したり、とんでもない混乱が生まれてしまうのです。

たとえば、30日で生まれ変わるはずの細胞が、コピーミスによって3日周期で生まれるようになったらどうでしょうか。

普通、細胞が分裂してもそのオリジナルの細胞はひとつのままですが、周期をミスコピーされた細胞は、3日で分裂して2個になってしまいます。

こうして元の細胞がまだ生きているのに、次の細胞が3日ごとに生まれて、どんどん増えていけば、体に備わったルールを無視して、間違った情報を持った細胞が際限なく増えてしまうというわけです。

これが「がん」という名の遺伝子の暴走です。

正常な細胞は、周囲の状態に応じて増えたり、増えるのを中止したりしますが、体の指令を無視して増え続けるがん細胞は、まるでブレーキの壊れた車のようなものです。

これがアクセル全開で突っ走るがん細胞の怖いところでもあり、なんとしてもストップをかけたいポイントです。

ただ単に「がんは怖い」のではなく、際限なく増え続けるがん腫瘍の性質が怖いというわけです。

将来、がん増殖を阻止する新薬や療法ができるかもしれませんが、今はまずこのメカニズムをしっかりと把握することです。正しくがんを理解して、冷静に立ち向かうことこそ、がん患者に課せられた課題かもしれません。

がんはなぜ転移するのか

がんには、「転移」というやっかいな問題があります。

がん細胞が血管やリンパ管に入り込み、血液やリンパ液の流れに乗って、発生した場から別の臓器や器官に移動して、そこで増えるのが「転移」です。これが治療を難しくしている大きな要素でもあります。

転移前のがん細胞の最初のすみかは「原発巣」と呼ばれ、ここが増殖の本拠地になります。がんも、発生した場所だけで留まっていれば、それほど問題ないのですが、ほかの器官や臓器に転移するとやっかいです。

がんが定着するためには、細胞の増殖に必要な栄養を得るための血管を作り出さなければなりません。もともと人間には免疫機構があるので、たいていのがん細胞は新しい血管が生み出される前に、免疫細胞などでやっつけられてしまいます。ところが、免疫機構の防衛を打ち破って侵入と血管新生に成功した強力ながん細胞があれば、そこから「転移巣」（転移後のがんのすみか）が形成され、新しい増殖が始まるのです。

他の細胞と違ってがん細胞だけは、異なる場所に行ってもそこにある臓器に身を寄せて、その場所で生きられるという特殊な能力を持っています。

ただし、どの臓器でもオールマイティに寄生できるわけではなく、細胞によっては「肝臓はOKだけど骨はダメ」とか「肺にはくっつくけれど、脳はNG」といったように、相性のよしあしが存在するようです。この個体差は、遺伝子の変異がいつどこで起こったかによるもののようですが、遺伝子の変異は非常に多様なので、このメカニズムを解明するにはまだ時間がかかりそうです。

がんの転移には「血行性転移」「リンパ行性転移」「播種《はしゅ》性転移」「浸潤《しんじゅん》」の4つのパターンがあります。「血行性転移」や「リンパ行性転移」は、血液やリンパ液に乗って全身へとがん細胞が移動します。「播種性転移」は臓器からがん細胞を含む組織が剥がれ落ちて、近くにある腹腔《ふくくう》や胸腔《きょうくう》などで増殖を始めるタイプ。「浸潤」は、特異な性質を持った細胞が接する臓器へとじわじわ流れ出していくことです。「転移」とひとことでいっても、そのメカニズムは複雑で、転移を引き起こす遺伝子異常にも複数の要素が関係していると考えられます。がん細胞が転移するには原発巣を離脱しなければなりませんが、細胞が原発巣から離れたその時が転移の瞬間ともいえます。これが正常な細胞なら、本来の場所と違った場所では生きられず、すぐに死んでしまうのですが、がん細胞は浸潤した周囲の臓器でも増え続けます。

がん細胞がどこの臓器に転移するかを予測するのは困難ですが、臨床データなどから、ある程度は推測できるようになってきました。しかし、どの臓器に転移しやすいかは、その人のがん細胞の性質によるもので、発生した臓器によって転移の確率が決まるわけではありません。「大腸がんだから」とか「胃がんだから」というように、発生した臓器によって転移の確率が上がるわけではないのです。

がん治療に大きな希望をもたらすのは、転移の早期発見と原発巣の根本治療にほかなりません。最近では、転移を抑制するための新しい治療法や新薬の研究が続けられ、特にがんの転移に大きな役割を果たす「がん幹細胞」にも注目が集まっています。がんの転移に関する謎が解き明かされる日も、きっと遠くないことでしょう。

がん自体に痛みはない

がんについての思い込みはいろいろありますが、共通しているのが「がんは痛い」というイメージです。

ところが、「体のどこかが痛くなったので診断を受けたら、がんだった」という人は意外に少なく、「どこにも痛みはなかったが、健康診断でがんが見つかった」という人がほとんどです。

健康診断がなければ痛みのないまま放置されていたかもしれませんが、この例を見ても、がんそのものが痛みの発生源になっていることはまれだとわかります。

がんと聞くと「痛みを伴う病気」という先入観があって、「きっと痛いに違いない」と思い込んでいる人がとても多いのですが、それは誤解です。

なぜなら、がんの細胞自体に痛みを引き起こすような能力はなく、がん細胞が痛むということは、物理的に起こらないからです。

もちろん、手術による痛みやがんの塊が周囲の組織を圧迫して起こる痛み、術後にリンパ腺が腫れて起こる痛みなど、がんの影響によって引き起こされる現象はありますが、それらはすべて「がん単体」が痛むのとは違います。

がんの影響で痛みやしびれなどの症状が出たとしても、がん細胞そのものが痛みやしびれを引き起こしているわけではなく、症状を起こす場所にがん細胞の塊ができているのが原因ともいえます。

ですから、たとえがんがどれほど大きくなろうと、がん細胞の塊がほかの組織に影響を与えない位置にあれば、痛みは起こらないわけです。

もちろん、痛みを起こしているがん細胞の塊が手術などのがん治療によって取り除かれたり、影響を与えないくらい小さくなれば、痛みの症状も消えます。

患者さんにとって痛みは最も切実な問題です。治療効果も大切ですが、まず本人がどれほど痛みを回避できるか、そこを基本に考えるのも大事なことでしょう。

現代では、がんによる痛みや苦しさを軽くする「緩和ケア」も充実してきました。

医療施設と相談のうえ、より痛みのないがん治療をめざしましょう。

がんは進行しなければ怖くない

前項でも述べたように、がんには「痛みを伴う病気」というイメージがありますが、実際には、かなり進行しなければ、痛みを感じることはありません。

健康診断などで偶然がんが見つかっても、それまで特に痛みを感じていなかった人がほとんどですし、もし検査で見つかっていなければ、その後何年も何十年も、がんの存在を知らずに過ごしていたかもしれません。

現代のように健康診断が広まっていない時代なら、亡くなるまでがんとは知らずに寿命を終えた人もいるでしょう。

もし検査で見つかったのが最近でも、がんの芽はずっと以前からあったわけで、症状がなければそのままでも生活に支障はなかったということです。

実際に体内にがんがあってもまったく苦痛がなく、日常の生活に何の問題も感じなかった人は珍しくありません。もし生活に支障があるような症状が出るとすれば、それはがんが相当進行して治療が難しい状況になった時でしょう。

がん細胞とともに生きてきた長い時間を考えれば、苦しいのはラストのほんの一時期だけ。ですから、「がんはつらくて怖いもの」と決めつけても、あまり意味はないわけです。しかも、最近のがん治療では痛みの解消に重点が置かれ、かなり苦痛は軽減されています。

以前は「がん末期の痛みはモルヒネでなければ緩和できない」といった噂もありましたが、今では鎮痛効果の高い薬も開発され、「耐え難いほどの痛み」という表現は死語になりつつあります。

よく「ぴんぴんコロリが一番」という話を耳にしますが、たとえば後期高齢の年代になってから、がんが見つかって、ほぼ無症状のまま終末を迎えたらどうでしょうか。長寿を全うされた方の中には、がんとともに逝かれたケースも少なくないでしょうが、100歳近いご高齢なら、老衰と同じことでしょう。

この例を見ても、困った症状さえなければがんを必要以上に恐れる必要がないことが、よくおわかりいただけると思います。

がんと免疫について知る

「免疫」とは、体内に侵入しようとする有害なものやウイルスに抵抗するため、私たちの体に備わった防御機能のことです。

小さい頃に風疹やおたふく風邪にかかると、次に風疹やおたふく風邪が流行しても、もう二度とはかかりませんが、これが「免疫ができた」という状態です。インフルエンザなどの予防接種も、この免疫を活かして作られたものです。

ただ、多くの人が「免疫は病気を防ぐ防衛のための能力なので、なってしまったがんには効果がない」と思っているようですから、がんにも免疫治療があることを知ると、大きな関心を寄せられます。**「免疫」は、立ち向かう相手が風邪でもがんでも、防衛軍として一生懸命に働いてくれます。**

免疫のシステムを簡単に話すと、「自分と自分以外の生体を区別して、自分以外のものを排除する」というシンプルなものです。

がん細胞をはじめ、ウイルスや細菌など有害な異物が体内に侵入すると、体防衛軍のリーダーである「免疫細胞」が出動します。体に侵入した異物を全力で追い出すのです。

免疫細胞は、体内の異物が自分の細胞とは異なる侵入者であることを認識すると、敵と定めたうえで攻撃を始めます。もし、敵が初めて出会う相手なら、免疫は試行錯誤しながら相手の特性を探って、最良の戦略を試みます。

これが「自然免疫」という免疫の第1段階の働きですが、次に「獲得免疫」という、より高度な2段階目の免疫システムに受け継がれます。

「獲得免疫」の主力部隊はT細胞やB細胞といったリンパ球ですが、敵との戦いで学んだ相手の特徴や弱点を記憶して、さらに効率的な戦いを進めます。

さて、**がんの免疫療法は、一般に行われている外科治療や化学療法、放射線治療の三大がん治療に加えて、第4のがん治療法として注目されています。**

三大がん治療が手術や抗がん剤などでがんを治療するのに対して、免疫療法では体が本来持っている免疫力を活かしてがんと闘います。

免疫療法は、他の治療ほどの即効性はないかもしれませんが、長時間持続して使えること、副作用が少ないことなどが特徴としてあげられています。

何よりも、免疫力は人間本来の自然治癒力をバックアップして、病に打ち勝つ力を底上げしてくれる、体の強力なサポーターです。

たとえば、気分が塞ぐと下がり、ストレスを解消すれば上がるというように、デリケートな側面を持っているのが免疫力ですが、がんと闘うならぜひとも仲良くしておきたい、生涯のパートナーです。

ただ、さまざまな「免疫療法」については、まだ有効性が科学的に証明されていないものも多いため、保険診療として認められていない場合には自由診療になって、患者さんの経済的負担は大きくなります。

標準治療が使えない場合の選択として免疫療法を選ぶ場合もあるでしょうが、その場合は適応症や予算、効果とリスクなど、さまざまな角度から治療を検討して、医療機関と十分に話し合うようにしましょう。

がんを告げられた時のショックから、
前向きになるまでの段階を知る

「検査の結果、がんが見つかりました」

こういわれると、ほとんどの人は奈落の底に突き落とされたような衝撃を受けるものです。そこから前向きに治療しようという気持ちになるまで、どんな人でもある程度の時間がかかります。

当事者は、暗いトンネルが永遠に続くような錯覚に陥ってしまいます。しかし、誰でも必ず、現実を受け入れて穏やかな気持ちになる時が来ますから、その点はどうか安心してください。

安心材料を少しでも増やすためにも、告知から前向きな治療までの経緯をあらかじめ知っておくといいでしょう。

まず、がんを告げられて「頭が真っ白になった」という感想を持つ人は非常に多いのですが、これを心理学用語で「衝撃の段階」と呼んでいます。

この衝撃の段階はずっと続くわけではなく、「そうか、自分はがんになってしまったんだ……」と、つらいながらもいったん「受容」します。

ところが、家に帰って一晩寝るとまた、「もしかして、あれは夢だったのでは?」と思えてきて、「否認」の状態になります。

そして、病院でもらった予約表や検査内容を記したメモを見て、「やっぱり、夢じゃない」と受容に戻り、けれど、「誤診という可能性だってゼロではないはず」と否認になったり……。

告知を受けたばかりの頃は、このように、受容と否認を繰り返しながら、徐々に現実を受け入れるようになっていきます。

私たちは日常生活の中でも、こうした体験をすることがあります。

たとえば、「絶対にあの服を買おう」と思って店に行ったのに、お目当ての商品がすでに売り切れていたら、まずショックを受けるでしょう。そして、「売り切れなんて信じられない」という否認、「素敵だったから売れてしまっても仕方ない」という受容を行ったり来たりします。深刻さは異なりますが、がんで落ち込んだ時の心理と似ているのです。

否認と受容の間を行き来していた気持ちも、さらに時間が経過すると、今度は「適応」という段階に進んでいきます。

先ほどの洋服の件でたとえるなら、「ほかの店で似たようなデザインの服を探そうか」と考えたり、「まったく違うデザインのものを買おう」などと気持ちに折り合いをつけることを「適応行動」といいます。

私が診てきた患者さんの7割以上の方は、さまざまなプロセスを経ながらも、次第に「適応」していきます。気持ちが落ち着くにつれて、「同じがん患者さんに話を聞いてみよう」「先生に質問してみよう」「セカンドオピニオンを受けてみよう」などと冷静になり、自分を取り戻していくのです。

しかし、いったん適応したからといって、そのままスムーズに気持ちが安定するとは限りません。ある患者さんは、告知から3カ月ほどたち、すっかり気持ちが落ち着いたと思っていたのに、急に食欲が落ち、何もかもやる気がなくなりました。適応への道は、なかなか一筋縄ではいかないのです。

がんを知ることで
患者力が大幅にアップする

ここまで本書をお読みいただいた読者の中には、「なんだか説明ばかりで、具体的な治療法や回復のコツなどが書かれていない。もっとハウツー的な情報がほしい」と思われた方がいるかもしれません。

確かに短期間で治る風邪やねんざなどなら、ハウツー情報で手早く治すほうがいいでしょう。でも、**がんは一生つきあっていかなくてはならない慢性疾患です。一見遠回りに見えても、しっかりと知識を身につけ、確かな情報を得ることが、回復への近道になることが多い**のです。

難しい病だけに、治療中も何を信じればいいかわからなくなったり、途中で道に迷って途方にくれるなど、いろいろなことが起こります。

しかも、今では過剰なほどの情報がインターネットを通して入ってきますから、いちいちその情報に反応していたら大変です。

「この薬でがんが治った人がいる」「新しいサプリで奇跡的に回復した」というような話に振り回されるより、まずは信頼できる情報を選びましょう。

多すぎる情報は、かえって不安材料になるだけです。大量の情報の中から有益なものを選ぶには、まず今は何が問題で、解決に必要なものは何か、焦点を絞ることです。

巷《ちまた》に治療に関する情報はたくさんあっても、自分自身のがんに対する一番詳しい情報を持っているのは、担当医とその周りの医療チームでしょう。ですから、自分を囲む担当医と医療者を最も頼りになる情報源として信頼するのも大事なことです。ただし、それは医者からいわれたことを無条件で受け入れるのとは違います。何か疑問があれば、徹底的に追究し、納得できるまで説明を求めるのが、本当に患者力の高い人です。がんと真剣に向き合い、がんをとことん知る努力が、患者力を大きくアップさせるのです。

いい医療を実現するには、患者さんと医療者の深い信頼関係が不可欠だということを心得て、ともに前を見つめる、賢い治療をめざしてください。

第2章　納得のいく治療計画を立てる

医師におまかせではなく、
患者が積極的にかかわる医療へ

「全部私にまかせておけばいい」という医師の「父権主義（パターナリズム）」と、「怖いから、病気と向き合いたくない」という患者の「否認機制」と消極性が組み合わさった時の一方通行の医療スタイルを、俗に「おまかせ医療」と呼びます。

ひと昔前は当然のようにまかり通っていたので、今でも年配の患者さんには、「先生に全部おまかせしますので、よろしくお願いします」というタイプの方がいます。

「おまかせ医療」では、治療方法をすべて医師が決定するため、患者側に治療の選択肢はほぼありませんでした。いわゆる「まな板の上の鯉」の状態だったのです。

しかし、1990年代中頃に、アメリカから「インフォームド・コンセント」が導入されて、医療スタイルががらりと変わりました。

インフォームド・コンセントとは、医師が患者に対し、治療を開始する前に「どうしてこの治療が必要なのか」「治療の期間はどのくらいか」「この治療による効果はどんなものなのか（副作用なども含む）」「治療にかかる費用はどれくらいか」などをわかりやすく説明して、そのうえで患者から同意を得ることです。つまり、「説明と同意」です。

医者の言いなりだった医療から、患者が治療法について納得のいく選択ができるようになったわけです。導入した頃は日本の医療現場になじまない点もありましたが、現在は当たり前のように定着しています。

とはいえ、まだ「先生のおっしゃる通りにします」と、医師に丸投げしてしまう患者さんがいないわけではありません。

しかし、**医師が決めた治療をしぶしぶ受けるより、自分が納得して取り組む治療のほうが、モチベーションは高くなり、治療効果も違います。**

だからこそ、がんが見つかって、「さあ、これから治療をするぞ」というスタート地点で、まず病院や医者をどう選んでいくかはとても大切なのです。

積極的に情報を集め、わからないことは専門家に尋ねてください。

病院や医者の情報を集める

がん発見のきっかけは人によって違います。

人間ドックで見つかる人もいれば、体の不調があり、近所の診療所やクリニックを受診したところ、「もっと大きな病院で検査を受けてください」とすすめられて見つかる人もいます。

いずれにしても、がんがわかった時点で、「どこで治療を受けるか」を決めなくてはなりません。

ホームドクターに紹介されて検査を受けた総合病院でがんが見つかった場合、そのまま、その病院で治療を受けなければいけないと思い込んでいる人がいます。しかし、そんなことはありません。

まず、検査結果がすべて出て、医師から「これからどうやって治療をしていくか」の説明があります。その時、治療方針に納得がいけば、そのまま治療を進めればいいのですが、もっと別の治療法がいいのではと考えることもありますし、「この医者は、なんとなく話がしづらくていやだな」と思う場合もあるでしょう。

また、自宅や会社の近くの病院を選びたいという人もいます。通院のしやすさや、サポートしてくれる家族のことも病院選びの大切な要素です。

具体的に、「この病院で治療を受けたい」というところが決まっているのなら、それを担当医に伝えます。また、どこの病院かは指定できないけれど、自分の希望に沿うような病院を紹介してもらうこともできます。

がんの治療を受ける時、「病院によって治療代が変わるのではないか」と心配する人もいますが、標準治療の場合はほぼ同じなので、その点は安心できます。

ただし、患者数の少ない希少がんなどは、標準治療以外をすすめられる場合もあり、治療方針に納得がいかないなら、セカンドオピニオンを考えましょう。

さて、病院を選ぶ際に、誰もが「いい病院で治療を受けたい」と考えますが、「いい病院」とは、いったいどんな病院なのでしょうか。

まず、がんの治療に実績のある点があげられるでしょう。

質の高いがん医療を提供することを目的に、各都道府県に最低1施設、厚生労働

省が認可した「がん診療連携拠点病院」があります。がん治療を受ける際に、まず検討したい病院です。

　また、がん治療についてさまざまな情報を公開している病院も参考になります。さらに、持病を抱えながらがん治療をする人は、持病への対応についても確認が必要ですし、治療後にほかの病院や診療所と連携がしっかりしていると、通院治療や定期検診が楽になります。

　施設が立派な病院やスーパードクターのいる病院がいい病院とは限りません。自分の納得のいく治療を受けられ、さまざまな負担が少なく、自分が求める条件をひとつでも多く満たすことが大事なのです。

インターネットの情報に
惑わされない

インターネットで、「がん　名医」「がん　評判の良い病院」「がん　治療法」などと検索すると、驚くほど多くの情報が出てきます。

医師のプロフィール、症例数、病院の設備、口コミからランキングまで、本当にさまざまな記事を読めるので、上手に活用すればこんなに便利なものはありません。

しかし、インターネットの世界は、玉石混淆《ぎょくせきこんこう》です。きちんとしたデータもありますが、個人的な見解をあたかもたくさんの人の意見、あるいは公式な見解のように書いているものもあるようです。つまり、参考になるものもあれば、無責任な記事も存在するということです。

「○○を食べ続けるだけでがんが自然に消える」「医師はもういらない。奇跡の治療法」といった、どう考えても怪しげな情報もネット上にはあふれているのですが、藁《わら》をもつかむ気持ちで情報を探していると、ついこうした情報に引き寄せられ、だまされてしまうケースもあります。

また、インターネット以外にも、がんに関するさまざまな書籍やテレビ番組があり、情報はあふれています。「全国病院ランキング」や「名医ランキング」などは、病院選びの参考になりそうですが、何を根拠にランク付けしているのか定かでない場合も多く、うのみにするのは危険です。

では、何を信じればいいのか。

これは難しい質問ですが、**がん診療連携拠点病院や自治体が発信している情報に関しては、信頼性が高いと考えていいでしょう。**

もし、病院も医師もどう決めていいかわからずに困っているのなら、がん相談支援センターで相談してみるのが安心で安全です。

22ページで紹介したように、がん相談支援センターは、がん診療連携拠点病院などにあり、本人だけでなく家族でも、無料で相談ができます。病院選びだけでなく、「お金のことが心配」「先のことが不安で仕方ない」といった漠然とした相談にも応じてくれます。

患者の価値観に寄り添い、
親身になってくれる医師が、
その人の「名医」

がんの治療はスタートすれば、数カ月から数年以上に及ぶ場合があります。長いつきあいになるわけですから、納得のいく病院選びをしたいところです。

途中で別の病院に移れないことはありませんが、病院を変わるたびに、問診や検査のし直しがあるので、患者の負担は決して少なくありません。だからこそ、安心して治療を受けられる病院を選ぶのはとても大切になってきます。

がんの治療を受ける場合、何を基準に病院選びをするか聞いてみると、「テレビ番組で紹介された名医がいるから」「先進医療で有名な病院だから」「規模が大きくてみんな知っている病院だから」というような答えが返ってくるのが一般的です。

これを見ると、「知名度」が病院選びに大きくかかわっているのがわかりますが、私が出会ってきた患者さんの声に耳を傾けると、「ちゃんと話を聞いてくれる先生がいる病院」「患者に寄り添う気持ちが見える医師やスタッフがいる病院」という点が重視されています。

「雑誌で紹介されていたスーパードクターに診てほしくて、何時間も待って診てもらったけれど、ほとんど話を聞いてもらえなくてがっかりした」

といった声もあります。

予約が殺到するようなドクターは、一人ひとりの患者さんと接する時間が短くなってしまうので、それは致し方ないでしょう。「それでも絶対にスーパードクターに診てもらいたい」というのもひとつの考え方です。

また、医師はある程度年齢が上のほうがいいと思われがちですが、若くても勉強熱心ですばらしい医師はたくさんいます。年齢とキャリアはある程度比例しますが、年齢を重ねた医師ほど優れているというわけではありません。

小さな質問にも丁寧に答え、不安な気持ちをそのまま受け止めてくれる医師のほうが、治療もスムーズですし、何よりストレスが最小限に抑えられます。

たくさんの人に支持されるより、自分にとっての名医と出会うことが、がん治療にとって重要なのではないでしょうか。

検査結果は自分のもの。
セカンドオピニオンは患者の権利

担当医から診断結果やこれからの治療方法について聞いたけれど、「もっと別の治療方法がないだろうか」「本当にその治療法が最善なのだろうか」と思うことがあるでしょう。

そんな時は、わだかまりを残したまま治療を始めるのではなく、セカンドオピニオンを求めることができます。

セカンドオピニオンとは、担当医師以外の医師の意見を聞くことです。別の医師も同じ見解なら、「やっぱりこの治療方法が最善なのだ」と納得できますし、違う治療方針を提示されたのなら、またそれについて検討してみればいいのです。

セカンドオピニオンに対して、「担当医との信頼関係を壊しそうで言い出せない」という声を耳にしますが、自分の治療についてしっかり納得したうえで取り組みたいという思いがあるなら、遠慮せず、「セカンドオピニオンも聞いて、納得して治療を受けたいのです」と担当医に話してみましょう。

なかには、担当医に知られないように内緒で別の病院に行く人もいますが、そうなると、紹介状も検査の資料もないわけですから、がんの状態や治療の情報などは、患者さんの聞き伝えだけになってしまいます。これでは正確な診断はできません。

検査結果は病院のものではありません。ここを間違ってほしくないのですが、検査結果は患者さんの個人情報であり、患者さん自身のものです。

ですから、セカンドオピニオンを受ける意思を伝え、診療情報提供書（紹介状）と検査の資料をもらいましょう。診療情報提供書には、病気の経過や診断、現在までどんな治療を行ってきたか、現在の病気の状態などに関することが要約して書いてあります。

がん医療を行っている病院では「セカンドオピニオン外来」を設置しているところが増えています。

また、**どこでセカンドオピニオンを受けていいかわからない時は、がん相談支援センターに問い合わせるといいでしょう。**

時々、セカンドオピニオンを受けたけれど、その内容に納得がいかず、また次の医師、また別の医師というように渡り歩く人がいます。そういう状態を「ドクターショッピング」と呼びます。

こうなると、納得のいく治療をするためではなく、自分が希望することをいってくれる医師を探しているだけになってしまいます。

セカンドオピニオン、サードオピニオンと、何回でも聞くことは可能です。しかし、ドクターショッピングをしているうちに、治療開始が遅れてしまうことを忘れてはいけません。

「早く治療に取りかかっていれば、もっと効果が上がったのに……」と悔やむことになれば、セカンドオピニオンを求めた意味がありません。どこかで気持ちに折り合いをつけ、決断することも大事なのです。

納得のいく説明を受けるには、
必ず事前準備を

医師との面談の際に、「自分の知りたいことが十分に聞けた」という人は、実はあまり多くありません。「あれとこれを聞き忘れた」「結局、自分のがんがどういう状態なのか、よくわからなかった」というケースが珍しくないのです。

診療時間は限られていますから、この中で納得のいく説明を受けるには、事前準備が必要です。

具体的には、まず、がんの予備知識を入れておきましょう。

国立がん研究センターのウェブサイト「がん情報サービス」(https://ganjoho.jp/public/index.html) では、それぞれのがんについて、がんが疑われた時から治療後の生活に至るまで、その時点で必要と思われる情報がわかりやすく書かれています。これを読んで予備知識を入れておくだけで、医師の話がかなり理解しやすくなります。

次に、わからない言葉はその場で確認しましょう。

治療に関してはどうしても専門用語が出てきます。たとえ予習していったとしても、わからないこともあるでしょう。「なんとなく、こういうことかな？」と自己流で解釈すると後になって困りますから、必ずその場で「○○という言葉の意味がわからないのですが」「○○とはこういうことですか？」と質問してください。

そして、**①自分のがんの状態、②今後の見通し、③治療方法。この3点をしっかり聞くことです。その際、医師の話したことを復唱するのも大切です。**思い違いやあやふやな点をなくせるからです。

聞きたいことを箇条書きにしておいたり、聞いた内容を記録するために、**面談の際には必ずメモを持参します。**メモをとる自信のない人は、スマホなどの録音機能を使ってもいいでしょう。ただし、この場合は医師に告げてから録音するのがマナーです。

また、冷静な第三者に同席してもらうと、さらに安心です。

そして、医師から受けた説明はそのままにしておかず、帰宅後に整理し直すと理解が深まります。不明な点が何かも明確にできます。

ステージⅣ＝死ではない

「医者から、末期がんで治療はできないと見放されました」

「絶対に治るといわれたのに再発。もう医者の話を信じられない」

こうした話を聞くたびに、「医師がそんなふうにいうはずないのだけれど……」と思い、よくよく話を聞いてみると、やっぱり違っていたということがあります。

その理由は、医師と患者さんのコミュニケーション不足の場合もありますし、患者さんの強い思い込みの場合もあります。さらに、医療現場で使われる言葉が、一般的に用いられる意味と若干異なるのも原因のひとつです。

具体的にいくつか紹介しましょう。

たとえば、「この薬は、データに基づいて効果を期待できる」という意味で、「この薬は効きます」と医師が話すことがあります。しかし、患者さんの方は「この薬を使えば治るんだ」と受け取ってしまうパターンです。

患者さんはよりよい治療、より効果のある治療を求めているので、「効く」という言葉には敏感です。そこで、都合のいいように拡大解釈をしてしまうわけです。

また、「標準治療」という言葉を、「月並みな治療」と受け取る人もたくさんいます。しかし、標準治療というのは、科学的根拠に基づいて、現在利用できる「最良の治療」を指す言葉で、決して平凡な治療という意味ではありません。

「緩和ケア」も誤解されやすい語で、「もう手の尽くしようがないので、痛みをとるための治療」と受け止める人が少なくありません。しかし、**緩和ケアは「つらさを和らげるための治療」で、がんが見つかった時から治療中でも必要に応じて行われます。**

「ステージⅣ」も、「末期がん」「すぐ死んでしまう状態」ととらえられがちですが、たとえば前立腺がんのステージⅣの5年生存率は63・7%。それも、今から10年以上前のデータですから、現在はもっと数字は伸びているはずです。**ステージⅣは決して死を目前にした状態ではありません。**

このほかにも医師の意図とは違うように理解されがちな言葉はありますから、折に触れ、「○○とはこういうことですか?」と確認するのがいいでしょう。

上司や職場の仲間にどう伝えるか

がんの治療に入る前に、会社を辞めてしまう人がいます。**病気は乗り越えられるもの、社会復帰できるものと考えてほしいのですが、約4割の人が、がんをきっかけに会社を辞めてしまうのです。**

その背景には、自分の体がどうなってしまうのか、いつまで休まなくてはならないのかという、先行きの見えない不安があります。「自分はもう会社にとって厄介者。だから、潔く身を引こう」などと考え、退職願を出してから治療という順番になっているわけです。

しかし、がんのあるなしにかかわらず、生きていくためにはお金が必要です。会社を辞めてしまえば、当たり前ですが収入が絶たれます。

がん治療や、その後の生活改善に、予想以上の出費があるかもしれません。また、治療がうまくいって以前のように働けるようになったら、「辞めずに続けていればよかった」と思うでしょう。ですから、できる限り仕事を辞めず、続けていく方向で検討してほしいと思います。

では、職場にがんのことをどう伝えるか。

まずは、会社の就業規則を調べ、傷病に関する休職制度などがあるか確認します。もし利用できる制度（傷病休暇、傷病手当など）があれば、病院に診断書を発行してもらって会社に提出します。そして、上司や同僚に具体的な治療のスケジュールや、仕事にどんな支障が出るのかも話します。

企業側の人間は医療従事者ではないので、詳しく聞かなければ、何をどう配慮すべきかわかりません。また、その人が抜けた場合に、仕事をどう埋めていくかを考えなければならないので、できるだけ具体的に伝えることが肝心です。

しかし、「仕事は続けたいけれど、職場の人たちにがんになったことを知られたくない」という人もいます。

その気持ちもわからないではありませんが、治療が始まればどうしても会社を休みがちになりますし、出勤してても体調が悪く、いつもと同じように仕事がこなせないかもしれません。そうなった時、上司や同僚から「どうしたんだ」といわれる可能性はどうしても高くなってしまいます。

「職場には伝えない」という選択をするのなら、周りの人から不調を指摘された際の対応をあらかじめ考えておくべきでしょう。

すでに2人に1人ががんになる時代になっています。

厚生労働省によると、がん治療などのために通院しながら仕事を両立させている人の数は、32・5万人にも上っています。また、がん患者のうち約3分の1は就労可能年齢（20歳～64歳）でがんに罹患《りかん》しているというデータも公表されています。

治療を受けながら安心して働き続けることができる職場づくりに、国も乗り出していて、両立支援促進員や両立支援コーディネーターといった職種の人が、働き続けるための支援をしています。詳しくは、がん診療連携指定病院などにあるがん相談支援センターや、がん情報サービスサポートセンター（0570-02-3410／03-6706-7797）などで聞くことができます。

がん相談支援センター、
医療ソーシャルワーカーは力強い味方

治療方針も手術の日程も決まって入院間近になると、だんだん腹をくくった心境になってきます。とはいえ、大なり小なり不安はついてまわるものです。不安や怖いという気持ちはあって当たり前ですから、折に触れて医師に話をするといいでしょう。

ただ、**治療以外の不安については、限られた診療時間の中ではなかなか話せません。こんな時は、がん相談支援センターを利用することをおすすめします。**

がん相談支援センターでは、がん治療の疑問点などをわかりやすく教えてくれますし、療養生活のアドバイスもしてくれます。ただ、**現在受けている治療に関して意見を述べることはありませんから、その点は理解しておきましょう。**

また、仕事のこと、今後の生活のことなど、経済的な支援制度や福祉サービスの利用法なども教えてくれます。「こんなことを聞いてもいいのだろうか」と遠慮せず、とりあえず話すことから始めましょう。

悩みや不安を人に伝えるためには、相手にわかるように整理しなければなりません。そうすることで、改めて問題点が見えてきたり、同時に解決方法が思い浮かんだりします。そういう意味でも、相談する意味があるわけです。

窓口で相談にのってくれるのは、医療ソーシャルワーカーという生活支援のエキスパートや看護師です。センターに寄せられる相談の一部を紹介すると、

「不安が消えず食欲が落ち、よく眠れない」

「放射線治療を受けるのだけれど、どんな副作用があるか」

「退院後に自宅にベッドをレンタルしたいが、どこに頼めばいいのか。また費用はどれくらいいか」

「がんの場合、失業保険はどうなるか」

など、内容は多岐にわたります。

がんという病気だけでも不安なのに、その他の不安まで抱えていたら大変です。何かひとつでも不安を減らすことは、心の負担を軽くします。利用できるところは積極的に利用しましょう。

治療法について家族と話し合い、意思統一する

がんの治療には家族の協力がとても大事です。「家族もチーム医療の一員である」という考え方もあるほどです。だからこそ、家族間では、患者さんの体調や心のあり方などについて、包み隠さずに話せる環境づくりを心がけたいですね。

特に治療方針については、しっかりとした意思統一が大切です。なぜなら、治療法によって、家族の生活サイクルにも変化が出てくるからです。場当たり的な対応をして、なしくずしに生活の状況が変わってくると、家族にストレスがたまり、ひいてはそれが患者さんにとっても負担となってしまいます。

お子さんがいる家庭では、「子どもにがんを伝えるかどうか」で悩む患者さんが少なくありません。不安にさせたくないという親心です。

しかし、**結論からいうと、隠しておくほうが子どもを不安にさせてしまいます。なぜなら、病気のことは隠し通せないからです。**

どんなに小さな子どもでも、急に祖父母が来たり、両親が深刻な顔で話しているのを見れば、「何か変だ」と敏感に感じ取ります。それなのに、何でもないふりをされると、自分だけが蚊帳《かや》の外に置かれたようで、逆に不安がふくらんでしまうのです。

また、あらかじめ聞かされていないと、明らかに具合が悪そうな様子や、薬物療法の副作用による見た目の変化に、ショックを受けてしまいます。

「がん」という言葉を使わなくても、「体の中に悪いものができてしまったので、それを治すために病院に通っているんだよ」というような言い方をすればいいでしょう。実際、7割以上の患者さんが、自分自身でがんのことを子どもに伝えています（株式会社メディリード・こどもを持つがん患者のピア〈仲間〉サポートサービス「キャンサーペアレンツ」共同調査part2／2016年「がんに関するコミュニケーション実態に関する調査」より）。

子どもは大人が想像しているよりずっとカンがいいですし、また話せば理解する力も持っています。がんをきっかけに精神的な成長があるかもしれませんし、心強いサポーターになってくれるかもしれません。

患者を真ん中に据えた相談支援
「マギーズ東京」

英国には、がん患者やその家族などを無償で支援することを目的にした「マギーズ・センター」という施設が20カ所以上あります。

もともとは、1988年に47歳で乳がんを患った女性造園家のマギー・K・ジェンクス氏の思いから始まりました。がんが再発し、死を覚悟せざるを得ない状況に直面した彼女は、治療法や家族のことなどさまざまな悩みや不安を抱える中、「自分を取り戻せる空間とサポートが必要」だと考え、誰もが気軽に立ち寄れる第二の我が家のような場所を作りたいと構想しました。

そんなマギーズ・センターが日本にも、**2016年、東京・豊洲に「マギーズ東京」（03-3520-9913／https://maggiestokyo.org/）として開設されました。**オープンからのべ1万8000人もの患者やその家族、医療者などが訪れています。寄付で運営されていて、予約なしに無料で利用できます。がんにかかわってきた看護師や保健師、心理職などの専門家が常駐していて、さまざまな悩みを相談できます。

リスクや限界を含めて、自分のがんにはどんな治療の選択肢があるのかを知ること。そして、それをふまえ、自分はどう生きたいのかを納得いくまで語ることは、限られた診察時間の中では困難です。しかし、それは長くつきあう病気「がん」にとって、非常に重要なプロセスです。

マギーズ東京では、時間をかけて来訪者の声に耳を傾け、必要であればわかりやすい言葉で情報提供してくれます。だからこそ、本当の意味での「自分が進みたいと思う道」に気づき、それによって力強く前進することができるのです。

このような施設が小規模ではありますが、少しずつ広がりつつあるようですし、「がんカフェ」のように町中で患者さんたちが集まれる場所もできてきているようです。

第3章　生活を見直し、免疫力を高める

誰でも必ず、
がんになったことを
受け入れられる時が来る

自分の病気が「がん」だとわかった時、平静でいられる人はいないでしょう。しばらくはショック状態になり、次に「自分が『がん』になるはずがない」とがんを真っ向から否定し、やがて運命の理不尽さに怒りが湧きあがり、それが深い失望へと変わるというのが、患者さんの辿る心の動きです。

では、その後はどうなるのでしょう。

まずいえるのは、失望の中に沈んだままの人はいないということです。

怒りや悲しみが湧きあがるのは、心を強い衝撃から守るための防御反応ですから、いわば自然な生理現象で、誰もが経験することです。

しかし、人間はそれほど弱い生き物ではありません。一定の心理プロセスを踏むことで、驚くほどの再生力を見せてくれます。

私自身の経験でも、患者さんの示す「生きるんだ」という強い力に感嘆したことが数えきれないくらいあります。最初は誰でも動揺し、自分を見失ったりしますが、いずれは誰も、がんになったことを受け入れられるようになります。

どんなにつらい失恋をしたとしても、その悲しみを一生同じレベルで持ち続けることはないのと同じように、病気になったショックをずっと同じレベルで引きずることもありません。

むしろ、さまざまな心の葛藤を経て素直に病を受け入れた時に、患者としてのファイティング・ポーズがとれたことになります。

一方で、なかにはがん告知を受けてもほとんど動揺を見せず、非常にクールな患者さんもいます。私は、こういう人のほうが問題だと思います。

こういうタイプの人は、自分の本心を隠してしまっています。しかし、内面の葛藤をしっかり見つめないと、本気で病に立ち向かう覚悟が生まれません。

がんになったらスマートな生き方を心がけるより、ジタバタしても思い切り心を解放して生きるほうが、患者力はアップします。

こうしてメンタルを切り替えたら、そこからは人間力の見せどころです。

「がんを受け入れて、よりよく生きるぞ」という強さを見せつけていきましょう。

落ち込んだ気持ちを
立て直すことも大切

風邪や頭痛でちょっと体調が悪いだけでも気分がすぐれず、なんとなくブルーな気持ちになるものです。ですから、「がん」を患った時に心が受けるダメージが計り知れないのは想像に難くありません。

「病は気から」ということわざの通り、人間の肉体と精神はつながっています。体調が悪いと気持ちまで暗くなり、反対に精神的に落ち込むと体の具合も悪くなるというのが自然な生体反応で、もちろん、科学的根拠もあります。

人間の行動の中心にあるのはいつも「心」です。免疫力を上げたり治療効果を高めたりするのも、「心の働きがあればこそ」なのです。

ただ、それはわかっていても、はじめからキッパリと気持ちを切り替えられる人ばかりではありません。なかにはネガティブな感情からなかなか抜け出せず、そのままでは治療に悪影響が出てしまうようなケースもあります。

だからといって、悲しみや怒りを無理に抑えこんでしまうと、かえって抑うつ的な状態になりますから、まずは自分自身と正直に向き合うことが大切なのです。

真面目な人に多いのが「優等生を演じる」タイプで、いかにも気丈で物わかりがよくなろうと努力します。しかし、こうした努力は、結局、誰のためにもなりません。

入院していても家族に気を遣って「大丈夫、大丈夫」と明るい表情を作ったり、「心配ないから」と強がって見せる人が多いのですが、優等生はやめて、わがままになったほうがいいのです。

「つらいんだ」と弱音を吐いたり、誰かに頼ったり、上手に甘えたりするスキルを磨くチャンスはめったにありませんが、治療中はその数少ない機会です。

遠慮なく誰かの助けを借りて、感謝の心を通わせれば、それもまたとない経験になるでしょう。何もかも自分一人で抱え込もうとすると、どうしても無理が生じますが、自分で抱えきれない心の負担は、誰かに預けることで少しは身軽になれるものです。

一般的には、時間の経過とともに現在の環境に適応していく例がほとんどですが、なかには告知のために抑うつ状態に陥る人もいます。不眠、食欲の減退、情緒の不安定など、心身にさまざまな異変が起こり、一時的なショックではすまされなくなります。こうなると、手術や放射線治療といった心理的抵抗の大きいがん治療を受けることが困難で、専門家のケアが必要になってきます。

また、落ち込んだ状態で無理に治療を受けても、最高の結果は出せませんから、まず抑うつ状態を改善して、それから本格的ながん治療に入るほうがいいのです。

私は、精神腫瘍科医として長年、ケアに携わってきましたが、患者さんが一人で「誰にも迷惑をかけないように」と頑張る「もろさ」を実感しています。

がん治療は、家族や医療者などがひとつのチームとなって、力を合わせてするものです。だからこそ、まずはチームの信頼関係を築くのがファーストステップです。

もし身近に相談できる人がいないと感じたら、がん相談支援センターなどに相談することから始めてみてください。

遠慮なく専門家の知恵を借りて、自分にとってベストな選択をしてください。

がんはあきらめなければ大丈夫

告知の後、気持ちが安定してくると、いよいよ「がんと向き合う」時がやってきます。そんな時、患者さんから似たような質問を受けるケースが多いのです。

「私はがんと闘うべきですか？　それとも寄り添って生きればいいでしょうか？」

傾向としては、男性は戦闘モードで「絶対に負けない、全力でがんと闘う」と考え、女性は「がんになったことをまず受け入れて、生きるための道を進む」という考えの人が多いようです。もちろん、女性で戦闘モードの人もいれば、男性で寄り添いモードの方もいらっしゃいます。

がんとの向き合い方について、イギリスの心理療法の研究グループが、術後3カ月の乳がん患者と面談し、病気の向き合い方を聞き取り調査した研究があります。すると、①「がんに負けない、必ず勝つ！」という闘争心のあるグループ、②がんを受け入れて粛々と治療に励むグループ、③「もうダメだ」と絶望的なグループ、④がんであることなど忘れたように過ごすグループという4つのグループに大きく分かれました。

この研究グループは聞き取りから12年にわたって、乳がん患者たちを追いました。するととても興味深い結果が出たのです。

まず、③の絶望しているグループに関しては、がんの進行が極端に早く、早期に全員が亡くなっていました。この結果はある程度予測ができます。たとえば「うつ病」を合併したことによる免疫機能の低下などが影響すると、がんの進行が早くなるからです。しかし、ここで重要な結果は、そのほかの①②④の３つのグループに関しては、はっきりした差が認められなかったことです。

ということは、寄り添っても、闘っても、忘れても別にかまわない。あきらめて絶望し、生きる気力さえ失わなければいいということですね。

がんの告知を受け、自分がどう向き合っていいかわからない、どの向き合い方が正しいのかわからないという人に、「絶望さえしなければ大丈夫」だということを知ってほしいと思います。

治療法を決めるのは慎重に。
最新医療が最善の医療ではない

がんと診断されたら、医療チームとよく話し合ったうえで、「標準治療」を受けるのが一般的です。標準治療とは、手術、抗がん剤、放射線治療を、その人に合わせて組み合わせたものです。

実は、「標準」という言葉のイメージから、「標準なんかじゃなく、もっと上のランクの治療をしてください」「標準なんて当たり前の治療は求めていません」などという患者さんがいます。

しかし、標準治療というのは、大規模な研究や臨床に基づいて、「現段階で最善の治療法です」という結論が出されたもので、上中下のランクの「中」の治療ではありません。

国立がん研究センターでは、全国の主な病院で2014年にがんと診断された患者のうち、専門医の推奨する標準治療を受けた割合は73％だったという調査結果を発表しています。それだけ標準治療は信頼がおける治療法といえます。

それでも3割近くの人は標準治療以外の選択をしており、現在のがん治療は多様化していることがわかります。

ただ、選択肢が多いということはそれだけ迷いも多くなるということでしょう。ひと昔前は「何でも医者の言う通りに」「医療のプロにおまかせする」という風潮が強く、そういう意味では迷いは少なかったかもしれませんが、今では患者さん自身に治療法の選択がゆだねられているわけです。

標準治療以外でよく耳にする治療法には、「免疫療法」や「ナチュラルキラー細胞（NK細胞）療法」、先進医療として注目されている「陽子線治療」や「重粒子線治療」などがあります。ただし、こうした医療は経済的な負担も大きく、誰もがどこでも受けられるというものではありません。

また、**「最新医療＝最善の医療ではない」と肝に銘じてほしいのです。**前にも話しましたが、標準治療は大規模な研究・臨床に基づく信頼できるデータがあります。しかし、最新医療と呼ばれるものは、実験的あるいは試験的に行われているケースも少なくありません。つまり、効くか効かないか、明確なデータがないのです。

ところが、標準治療を無視して、独自の方法にこだわる患者さんもいます。ネットでは、「がん治療薬は有害」「がん治療は医者が儲けるための医療ビジネス」といった情報が大量に流れていて、医療に対する不信感を煽《あお》っているのも実情です。

これには、患者さん一人ひとりに対して納得いくまで十分な説明をしてこなかった医療側の責任もあるでしょう。

しかし、標準治療を否定し、独自の民間療法に突っ走るのが、「手術は怖いから」「放射線なんて危険だから」「抗がん剤は苦しむに決まっているから」という理由なら、もう一度よく考えてください。

治療法を選ぶ患者さんの権利は何よりも優先されますが、そこに誤解があった場合、「修正する」「引き返す」という余地を常に残しておくべきでしょう。

いったん「近代医学」への不信感を募らせ、治療探しの迷路に入り込むと、だんだん自分の立ち位置がわからなくなって、迷子になってしまいます。

そうして迷いの道をさまよったあげく、私たちの元へ来て「何とかしてください」

という人もいるのですが、その時はすでにがんが進行していて、打つ手がないということもあります。そうならないためにも、治療法の選択は非常に大切なのです。

この件について私がいつも思い出すのは、アップル社の創業者として有名なスティーブ・ジョブズ氏のことです。ジョブズ氏は、悪性の膵臓がんが見つかってから9カ月の間、標準治療を行わず、代替療法に専念していましたが、思い通りの結果が出ませんでした。

そこで、9カ月目から標準治療に方向転換したのですが、時すでに遅く、帰らぬ人となってしまいました。

本人も最後は「もっと早く手術すべきだった」と後悔していたそうですが、こうした認識の違いが悲劇を生むことにもなりかねません。ですから、**医療者の立場としては、「治療法を決めるのはくれぐれも慎重に」というほかないのです。**

自分を守れるのは、結局、自分自身しかいないのですから。

治療法は
オープンで公平な態度で吸収する

『がんが自然に治る生き方』（長田美穂訳・プレジデント社）というベストセラーの本があります。２０１４年にアメリカの腫瘍内科学の研究者ケリー・ターナー博士が書いたもので、全世界で大反響を呼び、日本でも多くの人に読まれています。

この本のサブタイトルは『余命宣告から「劇的な寛解」に至った人たちが実践している9つのこと』というもので、がんに関心のある人なら注目したいものです。「劇的な寛解」の意味がちょっとわかりにくいのですが、この本では、がん患者に次のようなことが起こった場合を指しています。

①医学の標準治療（手術、抗がん剤、放射線）を一切用いずに、がんが検知できなくなった場合、②標準治療を受けたががんは寛解せず、代替療法に切り替えてから寛解に至った場合、③統計的にみて余命がきわめて短い（5年生存率で25％未満）がん患者が、現代医療と代替医療を併用したところ、統計を上回って生存している場合。

これらのいずれかが起こった場合を「劇的な寛解」と呼んでいますが、まとめると、標準治療を受けなかった場合と代替医療に切り替えてからよくなった場合、標準治療とそのほかの治療を併用する、補完療法で長く生存している場合ということになります。

世の中には西洋医学を真っ向から否定する人もいれば、民間治療の価値を認めない人もいます。しかし、二元論で考えるのではなく、オープンで公平な態度でいるほうが、いい情報をたくさん吸収できるのではないでしょうか。

ただし、「がんが自然に治る」というのを、「自然な生き方をしていればがんが治る」というように解釈されると、誤解があるかもしれません。筆者は、「これをやればがんが治る」などといっているわけではなく、あくまでも「この方法を実行した人にはこんな効果があった」と、客観的なデータを紹介しているだけです。「これでがんが治るなら、標準治療など必要ない」というようにとられると、重大なミスジャッジになりかねません。基本的には、がんサバイバーの多彩な体験談として読んだほうがいいでしょう。

がんが自然に治る生き方

『がんが自然に治る生き方』の中で、ケリー・ターナー博士は、劇的に寛解した患者本人に「あなたはなぜ自分が治癒したと思うか？」という質問に対して、答えが多かった9つの要素を記しています。

●抜本的に食事を変える
●治療法は自分で決める
●直感に従う
●ハーブとサプリメントの力を借りる
●抑圧された感情を解き放つ
●より前向きにいる
●周囲の人の支えを受け入れる
●自分の魂と深くつながる
●「どうしても生きたい理由」を持つ

ここに並んだ「9つの実践」をすべてやる必要もないわけで、たくさんのサンプルケースの中から「これはいい」「これなら続けられる」と思うものだけをピックアップして実行すればいいわけです。

そういう意味では、さまざまな治療法の「いいとこどり」もできます。**苦行のような方法は決して長続きしませんから、「できることをできる範囲で」取り組むことをおすすめします。**過度なダイエットがリバウンドを起こすように、無理は禁物。

何もしないよりは「がんに負けない」という気持ちで取り組むのなら、ヨガでも呼吸法でも瞑想《めいそう》でも、効果があるはずです。

ただし、前出のスティーブ・ジョブズ氏のように、西洋医学を100%否定するようなことはすすめられません。

「いいとこどり」で、標準治療と自分が良いと思う治療を併用できれば、これまで以上に治療の幅は広がるのですから。

ストレスマネジメントで
心の健康を保つ

心身に過剰な負荷がかかることを「ストレス」といいますが、これがさまざまな病気につながることはご存知の通りです。

一般にストレスレベルが高い人ほど、がんのリスクも高まるといわれていますが、本当でしょうか。

国立がん研究センターなどの研究チームが全国の男女10万1708人を対象に、約18年間、「自覚的ストレスの変化とがん罹患《りかん》リスクとの関連」を調査したデータがあります。

それによると、「常に自覚的ストレスレベルが高いグループ」は「常に自覚的ストレスレベルが低いグループ」に比べて、すべてのがんの罹患リスクが11%高いことがわかりました。

特に目を引くのは、その傾向が男性で強く見られることで、常に自覚的ストレスが高い女性の罹患リスクが7%なのに対して、男性では19%と、がんリスクが倍以上になるということです。

罹患したがんを臓器別に見ると、肝臓がんが33％、前立腺がんが28％、膵臓がんが26％と、全般にリスクが高くなることがわかります。

もちろん、これが絶対的なデータではありませんし、ストレスががんを引き起こすメカニズムもまだ詳しくはわかっていません。

しかし、動物実験ではストレスによる免疫機能の低下が確認されていますから、がんとストレスがまったく無関係ということはないでしょう。

「ストレスと無関係な病気はない」といわれるように、ストレスが体と心のさまざまな病気や症状に影響を与えているのは間違いありません。

特に高血圧や心臓病、胃痛や下痢、腰痛といった慢性疾患や、更年期障害、うつ病や不安神経症などの心の病気にもストレスが関係しています。

『がんが自然に治る生き方』の中でも、がん治療に占めるストレスマネジメントの重要性が繰り返し語られていて、改めてストレスとのつきあい方を考えさせられます。

また、ストレスはがん発症の原因になるばかりでなく、発症後の免疫力も左右する大事なファクターですから、ないがしろにはできません。

では、「どうやってストレスを解消すればいいのか」と思われるでしょうが、これは個人によって異なり、一概に「これをやればいい」とはいえません。

Aさんは静かに音楽を聴いている時間がストレス解消になり、Bさんは体を動かしてスポーツに熱中することでストレスを解消できるとするなら、AさんにスポーツをすすめたりBさんにクラシック音楽を聴かせたりしても、かえってストレスがたまるだけです。

昔、ある患者さんから「お見舞いに『心が落ち着くヒーリング音楽』というCDをいただいたんですが、これを聴くとかえって気が滅入っちゃって、どうしましょうか」と相談されたことがあります。まさに人の好みは千差万別。少なくとも自分の嗜好《しこう》を押し付けるようなことだけは控えたいものです。

がんに限らず、入院中や療養中の生活は、それだけでストレスが募ります。ですから、病とつきあっている間は、ストレスをうまくコントロールする方法を考えておいたほうがいいかもしれません。

瞑想やストレッチ、ソフトヨガなど、効果的なストレス解消法もありますが、ちょっとした暇つぶし程度のゲームや遊びでもけっこう気分転換はできるもの。いくつか用意しておくといいでしょう。

たとえば、手軽で飽きのこない「大人のぬり絵」や「クロスワードパズル」など、思いついたらいつでもできるものはいかがでしょうか。

最近は、紙のゲームを持ちこまなくても、スマホやタブレットを使ってお絵かきやパズルができ、ずいぶん便利になりました。療養中の娯楽として人気ナンバーワンの読書も、電子本なら場所をとらずに何冊でも読めますから、読みたかった本をまとめて読破できるかもしれません。

つい見落としがちですが、病気とつきあうには、心の平静さを保つための「ストレスマネジメント」が不可欠だということを忘れないでください。

今までの生活習慣を見直してみる

がんを克服するには、治療と並行して生活習慣を見直すことをおすすめします。

とはいえ、間違ってほしくないのが、がんは生活習慣病ではないということです。肺がんや肝臓がんのように、喫煙や過度な飲酒といった生活習慣が原因になるケースもありますが、そのほかのがんは、そもそも何が原因なのかがはっきりわかっていません。ですから、「これまでの私の生き方が悪かったから、がんになったのだろうか」などと落ち込む必要などないのです。

しかし、乱れた生活習慣が、がんに限らず、さまざまな病気の発症リスクを高めることは確かです。そこで、がんをきっかけに、生活習慣を見直す姿勢はとてもいいことです。

「がんになって生活習慣を見直した。そのおかげでかえって健康になった」
「がんにならなかったら、ずっと乱れた生活が続いて、今頃、脳卒中か心筋梗塞で死んでいたかもしれないな」

こういった人を私は数多く見てきました。だからこそ、**「がんになったこと」を**

前向きにとらえ、今までの生活習慣を見直すきっかけにしてほしいのです。

そのためには、まず自分の生活のどこに問題があるのか、きちんとチェックして、それを元にして新たな健康生活の設計図を描くべきです。

このテーマを考えるにあたって参考になるのが、46歳でステージⅣの大腸がんを告知された野中秀訓さんが、劇的な寛解を果たすまでを書いた『がんになって、止めたこと、やったこと』（主婦の友社）です。

会社経営者だった野中さんは、告知を受けた当初は絶望し、後悔にさいなまれたそうですが、生きたいという強い気持ちで、まずはできる限りの情報を収集しました。そして出した結論が、「身体によくないと考えられることはすべてやめて、身体にいいと考えられることはできるだけやる」ということでした。

そこで、それまでの生活を振り返って「悪い習慣」をピックアップし、次のような事柄が病の元になったのではないかと考えました。

①ストレス　②暴飲暴食　③食に無頓着　④過度な運動　⑤休みのない生活　⑥

自律神経の乱れ　⑦予兆の見逃し

多忙な中年男性の日常生活を見れば、これらはどれも当たり前のようですが、本当は心身ともに悲鳴を上げていたのでしょう。

休みのない生活、ファーストフードや炭水化物を中心とした食事、ストレスの多い仕事など、生活習慣に問題があったといいます。

この中で「予兆の見逃し」はわかりにくいかもしれませんが、後で思い返してみると、大便が細くなったり、体が冷えたり、口臭がきつくなったり、予兆と思えることがたくさんあったそうです。

そこで、野中さんは一念発起。今度はがんにいいことをしてみようと、生活スタイルの改善に全力を傾けます。実際に彼が実行したのは、次の7項目でした。

①食事改善　②早寝の習慣化　③解毒　④ハーブ&生薬　⑤ヨガ&鍼《はり》&マッサージ　⑥思考回路（ストレス）の改善　⑦生活環境の見直し

このような実践を続け、劇的な寛解を果たした野中さんですが、人生はこれからもまだまだ続きます。むしろがんが寛解した後の時間こそ本当に自分らしい生き方ができるのですから、肩の力を抜いて人生をじっくりと味わってほしいものです。

ただ、がんには「再発」という課題も残されていますから、ある程度のリスク管理も必要です。

がんとのつきあい方は人それぞれ。自分らしさを活かしながら、前向きに生きる。これにつきるのではないでしょうか。

瞑想で心と体の調子を整える

「瞑想」というと、「難しそう」「自分には無理」と、敬遠する人がいますが、心身に与える瞑想の効果を考えると、「もったいない」としかいいようがありません。

瞑想に距離感を感じている人は、恐らくヨガの行者が修行している様子や、禅僧が真剣に座禅を組む姿を連想して「自分には無理だ」と思うのかもしれませんが、瞑想には決まった形や作法はありません。たとえ5分でも、自由に、自分流のやり方をすればいいのです。

がんによるストレスが免疫力の低下を招くことを話しましたが、病院や自宅などの限られた空間で、ストレスを解消するには瞑想が最も効率的かもしれません。最近はアメリカで生まれた瞑想法「マインドフルネス」が世界中に普及し、瞑想の健康効果が広く知られるようになってきました。その効果は、がん治療の現場でもすでに実証済みです。

瞑想には自律神経を調整し、ストレスを軽くする働きがありますから、医療の世界でもストレス性胃腸炎や頭痛、高血圧、不安障害、うつ病、慢性疼痛などの治療にとても役立っています。

「マインドフルネス」の登場でグッとハードルが下がった瞑想ですから、ぜひ気軽にトライしてみてください。マインドフルネスのやり方を簡単に説明しましょう。

①背筋を伸ばして座り、体を左右にゆすりながら、体を真っ直ぐにしても苦しくない位置を見つけます。頭が上から糸で引っ張られているような感じがベストです。

②手を膝の上に軽く置き、少しうつむいて斜め前方をぼんやりと見ます。

③顔の力を完全に抜き、何も考えず呼吸に注意を向けます。ただし、呼吸の長さを自分でコントロールしないことが大切。吸うのも吐くのも自然にまかせます。腹式呼吸を意識する必要はありません。雑念が湧いてもそのまま放っておきます。

④吸った息が新鮮な空気として体中に行き渡るようなイメージで呼吸します。

⑤意識を少し広範囲に広げて、部屋の中や自分の周りの空間を見渡します。雑念が出てきてもあまり気にせず、湧いては消えていくのを見届けます。

⑥最後は閉じたまぶたの裏に注意を向けて、そっと目を開きます。しばらくそのま

まの姿勢で静かに呼吸を続けたり、体を大きく伸ばすのもいいでしょう。

以上が基本的なマインドフルネスの瞑想法ですが、特別決まったルールはないので、自分の心のままに瞑想を楽しんでみてください。

禅宗の座禅による瞑想などは、最低でも30分以上の時間を要しますが、マインドフルネスなら10分程度の短い時間から始められます。

瞑想の効果はストレスや不安の軽減をはじめ、集中力や記憶力のアップ、不眠症や自律神経失調症の改善まで多岐に及び、一度身につけておけばいつまでも継続可能です。うまく瞑想ができない場合は、何かを対象に意識を集中させるといいでしょう。たとえば、10分ほどで燃えつきる蝋燭《ろうそく》の炎やグラスに入れた一輪の花など、ただ目の前のものを見つめるだけに徹していると、意外に集中できるものです。

こうして瞑想に慣れてくると、「なんとなく気分が晴れた」「眠りが深くなった」といった嬉しい発見もあるはずですから、ぜひ試してみてください。

どこでもできる呼吸法で免疫力をアップ

緊張した時や不安になった時には、誰でも速くて浅い呼吸になるものです。不安や恐怖を感じると、体内で神経を興奮させるノルアドレナリンが分泌され、血圧や心拍数が高くなり、その影響で呼吸も浅くなるのです。

イライラしたり不安を感じた時、自分の呼吸を確かめてみれば、すぐわかるはずです。

武道の達人のように、どんな時にも呼吸を乱さない人もいるかもしれませんが、普通は緊張感で自律神経が変調をきたし、それが呼吸にも表れます。

しかし、これを逆手にとって、呼吸を落ち着かせることができれば、精神の緊張も解けるはずです。実際、検査や手術など、病気によって緊張が高まるシーンはたくさんありますから、いざという時にパニックにならないためにも、緊張を解く呼吸法の基本を覚えておくといいでしょう。

自分で呼吸をコントロールできるというのは、自律神経を制御して冷静な状態を保つことでもありますから、日常生活でも役立つことは多いはずです。

呼吸法にもいろいろありますが、昔から伝承されていて初心者でも取り組みやすいのは「丹田を意識した呼吸法」でしょう。

丹田とは、お臍《へそ》の3センチほど下にある〝気〟の要所です。よく私たちが「腹の据わった」とか「腹を決める」とかいう時の「腹」は、この丹田を指していて、心身の急所という意味です。

丹田呼吸法は、いくつかのポイントを押さえれば難しいものではありません。体勢は立っても座っても寝ていてもかまいませんが、姿勢はなるべく真っ直ぐに。**下腹に軽く両手を置いて、丹田を意識しながらゆっくり呼吸をします。一番のポイントは、素早く深く吸って、長くゆっくり吐くこと。そして、呼吸の最初に息を吐き切ることと、吸う時は鼻から、吐く時は口からを守ることです。**

吸う息より吐く息を意識して、丹田から息を全部吐き切るようなイメージでやるといいでしょう。

イライラやドキドキで呼吸が浅くなった時にも、「自分には呼吸法があるから大丈夫」と思うだけで、自然と安心感が湧いてきます。

この呼吸法は、どこでも使えるテクニックですから、ぜひ覚えて安心のパスポートにしてください。

サプリメントやハーブとはどうつきあうか

ケリー・ターナー博士のベストセラー『がんが自然に治る生き方』では「ハーブとサプリメントの力を借りる」という章があり、患者にハーブやサプリメントを摂ることをすすめています。

日本でも日常的にサプリメントを摂る人は多いのですが、がん患者さんをはじめ病気の人にとって、サプリメントはさらに重要な意味を持ちます。

ただ、ハーブとサプリメントでは果たす役割が多少違っていて、おおまかにいえばハーブはメンタルや体質に作用し、サプリメントはそれぞれの栄養や機能で治療効果にも影響します。

そのため、**サプリメントの使用については医療機関で規定を設けているところもあり、治療中は独自の判断に頼らないほうがいいでしょう。**

そもそも現在のように世界中でサプリメントが広まったのは、ワインの成分の「ポリフェノール」という物質に強い抗酸化作用があるとわかり、それが心筋梗塞に効くという話が広がったためといわれています。

そこでポリフェノールの有効成分だけを抽出して、摂りやすい形にしたサプリメントができたわけで、今や健康を気遣う人たちにとって、サプリメントは欠かせない存在になりました。

本当は食品の有効成分は食べ物で摂取するのがベストなのですが、食事で必要量の栄養を摂るのは難しく、必要な成分をいつでもどこでも摂れるサプリメントに人気が集まっている状態です。

また、食品の栄養素やミネラル、ビタミンが昔と比べて低下しているといわれていることも、サプリメントの必要性を高める結果となっています。

がんに関しては、「サルベストロール」や「フコイダン」など、がんに効くといわれるサプリメントが注目を集めてきましたが、今のところ確実にがんを治すと証明されたサプリメントはありません。

しかし、過剰でなければビタミンやミネラル類は、栄養バランスを整えるために役立ちます。

特にビタミンCやB類は病気に対する抵抗力をつけるためにも、摂っておいたほうが安心かもしれません。

ビタミンCもBも水溶性のサプリメントですから過剰摂取の心配はほとんどありませんが、ビタミンEやAは脂溶性ですから、分量には注意しましょう。

治療中は食欲が落ちることも多く、十分な栄養が摂れない場合もありますから、ビタミンやミネラルに関してはサプリメントで補充するのもいいでしょう。

リラックスを目的にするならカモミールやラベンダーなど香りのいいハーブをポプリやお茶で楽しむ方法もあります。免疫力を上げる目的ならエキナセアやローズヒップなどがよさそうです。

最近話題の「腸内環境」を整えるのにも、乳酸菌サプリメントや酵素サプリメントが役に立つので、体質やお腹の調子に合わせて使ってみてもいいでしょう。

ただし、なかには根拠もないのに高額なサプリメントやマルチ商法まがいの販売をする健康食品もありますから、十分に気をつけてください。

日光浴と適度な運動で、免疫力を高める

最近は紫外線のダメージを恐れて、一年中日光を避けている人もいますが、これではかえって健康にマイナスです。確かに日を浴び過ぎるのはよくありませんが、適度な日光浴は心身に驚くほど多くの恩恵を与えてくれます。

特に注目すべきは、メンタルを元気にしてくれる点です。

病気で気分が沈みがちな時に、太陽を浴びるメリットは非常に多く、これを見逃す手はありません。

日光浴は単に「気持ちがいい」というだけではなく、「セロトニン」という神経伝達物質の分泌をうながし、実際に気持ちを明るくしてくれることが証明されています。

太陽光が目に入ると網膜が刺激され、その刺激が神経を介して脳内に伝わって、神経伝達物質であるセロトニンが分泌されます。すると、セロトニンが「いい気持ち」「気分が良い」という心の状態をつくり出して、脳の緊張が解きほぐされ、脳も体もリラックスするのです。

うつ病の患者さんはセロトニンの分泌が少ない場合が多いのですが、セロトニンを増やすために推奨されているのが日光浴なのです。

また、最近では太陽光によるビタミンDの生成作用で高齢者の認知症を防げることもわかってきて、高齢の人ほど日光浴が大切だといわれています。

太陽がくれるビタミンDの効果は、骨の新陳代謝を活発にすることや筋肉の衰えを防ぐこと、免疫力を高めること、大腸がんや乳がん、肺がんなどの発症リスクを抑えることなど実に多彩で、ビタミンDは今最も注目される栄養素でもあります。

このように書き切れないほどメリット満載の日光浴ですから、ぜひ積極的に取り入れてほしいものです。ただし、あまり長時間の日光浴は肌や目の負担になるので、15分程度にしたほうがいいでしょう。

短時間でも肌が赤くなる人は時間を短縮してください。

近年は「皮膚がんの危険性が増す」などと敬遠されてきた日光浴ですが、あまり日に当たらずにいるとセロトニンが不足して、抑うつ的な気分になりがちです。特にがんの治療中はストレスで気分が滅入ることもありますから、そんな時は日の光を浴びて気分転換をするのが一番です。

なにしろお天気のいい日ならいつでも日光は浴び放題。これほど安上がりで効果的なレジャーもないでしょう。

日光は睡眠と深い関係があります。入院中は眠りが浅く、夜も熟睡できないという人も少なくありませんが、朝の日光浴で体内時計も整います。

そしてもうひとつ、**治療中も忘れてほしくないのが継続的な運動です。**

これまでに骨折や怪我でしばらく入院したことのある人ならわかるでしょうが、筋肉は使わないとあっという間に衰えてしまいます。

入院してしばらく動けない状態が続くと、すぐに筋肉は落ちてしまいますから、たとえ短時間でも体を動かすことは大切です。

なぜそれほど筋肉が大事かというと、筋力が落ちると筋肉から生み出される熱が十分に作られず、結果的には体温が下がることになるのです。

体温が1℃下がるとエネルギー代謝は12％下がり、免疫力を司る白血球の働きが30％ダウンするといわれていますから、これは問題です。

免疫力を上げて回復を促進したければ、できるだけ体を動かして、筋肉を使うようにしたいものです。比較的ゆるい筋トレなら高齢になっても続けられますから、継続的な習慣として身につけておくといいでしょう。最もやりやすいのはスクワットですが、いつでも簡単にできる「足上げ体操」もおすすめです。

「足上げ体操」とは、片手を壁やイスの背などに置いて安定させ、片足ずつ太ももを引き上げる運動で、なるべく高く膝を引き上げるのがポイントです。はじめは左右10回をワンセットにしてスタートし、無理のない程度に増やしていきましょう。

こうして日光浴と筋力トレーニングを生活の一部に組み入れれば、免疫力の底上げができますから、健康維持にはぴったりです。

笑いで免疫力をアップさせる

テレビや雑誌の特集で「笑いと免疫力」が取り上げられることも多く、今では「笑い」が免疫力強化に効果的な方法だということは、よく知られるようになりました。とはいえ、家でリラックスしている時ならともかく、入院中や治療中に大笑いするのは難しいかもしれません。

特に憂うつな気分の時や不安な気持ちを抱えている時に「さあ笑おう！」と思っても、そう簡単に笑えないでしょう。病院のような環境でも平気で笑っていられる人は、むしろ少数派といえるでしょう。

しかし、簡単に笑えなくても、「笑うふり」をすることなら、誰にでもすぐにできるのではないでしょうか。

実は、脳というのは意外におバカさんで、人の笑いが本物か、単なる笑い真似なのか、見分けることができないのです。

脳は顔の筋肉が動くことで笑いを判定しているので、同じように顔の筋肉が動いていれば、それが本当の笑いか作り笑いかを判別できず、ジャッジはどちらも「笑い」になるわけです。

つまり、**たとえ「作り笑い」でも脳をだませれば、免疫力を上げられることになり、これはラッキーかもしれません。**

とりあえず**一番簡単なのは、鏡の中の自分に向かってニッコリと笑いかけること。**これなら相手も必要なく声を出す必要もありませんから、入院中でも大丈夫。

本当に笑った時と同じように頬の筋肉を動かして笑顔を作り、口角を上げてニッコリすれば、脳はだまされて免疫システムを稼働してくれるわけです。

はじめはちょっと照れくさいかもしれませんが、ニコッと笑って免疫力が上がれば儲けもの。ぜひ作り笑いに励んでみてください。

第4章　人生と生き方を見直す

がんになった意味を考える

自分が「がん」だとわかった時、人は何を考えるでしょうか。

「がん」と知って平静でいられる人はまずいません。誰もが激しい衝撃を受け、しばらくはショック状態になるのが普通です。

がんを知った時、ほとんどの人が「きっと誤診に違いない」「がんになるはずがない。信じられない」と、がんを真っ向から否定します。

しかし、診断を認めるしかなくなると、今度は怒りや悲しみが次々と押し寄せて感情のコントロールができなくなります。

一番多いのは、「どうして自分がこんなひどい目に遭わなきゃならないのか！」「ずっと真面目に生きてきたのに、私が何か悪いことでもした？」と、やり場のない怒りにさいなまれるケースです。

特に、仕事一筋で生きてきた人にとっては、「闘病で生活の基盤まで揺らぐのではないか」という不安も浮上して、パニックになることも珍しくありません。

反対に、「仕事でストレスの多い毎日だったから、それが原因かもしれない」「不規則な食生活が続いたのがいけなかったのか。もっと気をつければよかった」と、反省して落ち込む人もたくさんいます。

なかには、「思えば、お祖父《じい》さんも母方の叔母《おば》さんもがんだった。やっぱり自分もがんの遺伝子を持っていたに違いない。これも運命かな」と、血縁にがんのルーツを求める人もいます。

「がんになった理由を考えるのではなく、がんになった意味を考えてください」

これは、私がよく患者さんに伝える言葉です。

なぜなら、**がんを告知された人はほとんどが、「どうしてがんになってしまったんだろうか」「バチがあたったかな」などと、過去を振り返り自分を責める**からです。

そのことで落ち込んで心の調子が悪くなると、治療効果が芳《かんば》しくないわけですから、「なぜがんになったのか」の理由探しはやめるべきです。

考えるのなら、「がんになった意味」です。

ある人は、「がんになったことで、親子の確執がなくなりました。がんになった意味は、そこなんじゃないかと思っています」といい、また別の人は、「無茶な仕事ばかりしていました。がんになって、体あっての仕事だと気づいたんです。今は健康第一に仕事をコントロールしています」と教えてくれました。

そういったエピソードは数限りなくあります。心理学では、ショックを受けた後の、こうした気づきによる成長を、「心的外傷後成長」と呼んでいます。

がんに限らず、過酷な体験や苦しみから精神的な成長がもたらされることを意味します。もちろん、告知を受けてすぐにそう思える人は少ないのですが、時間がたつと、ほとんどの患者さんが「がんになった意味」を自ら見つけています。

そうはいっても、やはり不安が拭いきれない時が誰にでもあるでしょう。

「手術は成功したけれど再発したらどうしよう」「このまま体力が回復しなかったらどうしよう」といった不安の種はどうしてもつきまといます。

ただ、覚えておいてほしいのは、どんな動揺も必ず治まる日が来ることです。

もともと、生活に適応しながら生きているのが人間ですが、その特性は闘病の中でも如実に表れます。

「自分はもうダメだ」といっていた人が、時がたつとともに「がんになったのは仕方がない。でも大切なのはこれからだ。まずはしっかり病と向き合ってみるよ」と、力強い口調で話したり、「とにかく治療について勉強してみる。人任せにしないで、自分で決めたいからね」と、きりりとした顔つきで断言したりするのです。

こうした人間の適応力には数えきれないほど感嘆してきましたが、私の知る限り、絶望から這い上がらなかった人はいませんでした。

つまり、がんになった落胆は深いけれど、それは必ず克服できる悩みでもあるのです。

しばらくは感情の波が激しかったり、突然不安に襲われたり、不眠や食欲不振といった体的不調に見舞われたり、今までにないつらさを味わうこともあるでしょうが、そのつらさは、時間はかかっても乗り越えられるハードルです。

時には「死」を意識して、暗い気持ちになるかもしれませんが、そんな時は、自分が「がん」になった意味を考えてみてください。

恐らく大多数の人は、多忙な日常の中で「生きる意味」や「限りある時間の大切さ」「ともに生きる家族のありがたさ」など、本当に大事なことを見失っているのではないでしょうか。

それが「がん」になったことで、改めて「人生の意味」を見出すようになり、密度の濃い人生を生きられるようになった人も多いのです。

ある患者さんは、「先生、僕はがんになるまでダラダラと惰性で生きてきたような気がするんです。でも、がんをきっかけに、これじゃいけないと思ってね。今では生きている時間がとても大切に思えます」と話してくれましたが、このように人生の意味を再確認した人には、新しい尺度や価値観が生まれるようです。

ただし、「がんなんか怖くない」と強がったり、無理に平静を装ったりするのでは、心は安らぎません。つらさも怖さも不安も、自然なものとして受け入れるところから、がんとの二人三脚は始まるのです。

もし不安になっても、「自分はこのハードルを越えられる」という自信を持って前を向けば、きっと歩くべき道が見えてくるでしょう。

がんによって、
本当に大切なものがわかる

「がんになって、『自分は誰のために生きているんだろう』と考えたんです。すぐに『家族のため』と思ったけれど、実際には家族との触れ合いも少ないし、子どもとじっくり話し合ったこともない。それなら仕事が生きがいかというと、会社のために生きているわけでもない。結局、自分が何を一番大切にしてきたか、胸を張っていえるものがなかったんです」

これはある患者さんの言葉ですが、働き盛りの男性の場合、本当に大切なものが何かと問われると、即答できない人が意外に多いものです。

「何のために生きるのか」

「誰のために生きるのか」

この根本的な問いかけを「青くさい」「子どもじみている」と拒否してきた人も、いざ自分が「がん」とわかると、自然に、この根本的な問いに立ち戻ることがよくあります。

これは、「がん」が、多忙な日常の中で直面するのを避けてきた「人生の命題」

を身近に引き寄せてくれた結果ではないでしょうか。

自分のがんを生命にかかわる問題としてとらえ、生きる意味を見出そうとする姿勢が、人生に一層の深さを与えてくれるのは間違いありません。

しかし、第1章でも説明した通り、がんが死因で亡くなる日本人は全体の30％程度で、たとえがんになったとしても、実際にはその半分近い人が病を乗り越えて、人生を続けていきます。だからこそ、病と向き合って導き出した「人生の命題」は、がんを経験した後にこそ真価を発揮するのかもしれません。

２００９年に出版され、ベストセラーになった『死ぬときに後悔すること25』（大津秀一著・致知出版社）の中には、後悔しない人生のためのヒントがいくつかあげられていますが、ピックアップされた項目を読むうちに、自分にとって本当に大切なものが何なのか、だんだんその輪郭が見えてくるはずです。

あげられたヒントの主要なものには、

●健康を大切にしなかったこと
●自分のやりたいことをやらなかったこと
●夢をかなえられなかったこと
●仕事ばかりで趣味に時間を割かなかったこと
●自分の生きた証を残さなかったこと

などがありますが、最後に書かれている「愛する人に『ありがとう』と伝えなかったこと」という項目にすべてが集約されている気がします。

自分は誰に「ありがとう」をいいたいのか。どんなことを感謝しているのか。このまま命が続くなら、誰とどんなふうに暮らしていきたいのか……。

それらを自問自答することによって、本当に大切なものが見えてくるはずです。

もしそれが見つかれば、病を乗り越えてからの年月は、どれほど充実したものになるでしょうか。

「病気で失ったものより、得たもののほうが多い」

幾度となく患者さんから聞いたこの言葉が、「負け惜しみ」や「強がり」に聞こえるようなら、まだまだ勉強が必要なのかもしれません。

病気になって学ぶことは山ほどありますが、それは自分自身が全力で学び取ったこと。「がん」によって感謝に満ちた人生にシフトチェンジした人の言葉からは、病気に負けず進化する、心の強さがうかがえます。

告知されたことで、よりよく生きられる

　1993年秋、突然の記者会見で逸見政孝さんが語った「わたくしが今侵されている病気の名前、病名はがんです」という言葉を、今も覚えている方は多いのではないでしょうか。

　人気アナウンサーとして活躍していた逸見政孝さんは、当時まだ48歳。自らが進行胃がんだと公の場で告白したことは、衝撃的なニュースとして、多くの視聴者を驚かせました。

　残念なことに逸見さんは完治することなく亡くなってしまいましたが、この出来事を機にして「がん告知」の意味が大きくクローズアップされたのは確かです。

　それまで、進行がんはほとんど告知されないのが一般的でしたが、逸見さんの告白を受けて、1993年には18％だったがん告知率は、1995年には28％に増え、社会の風潮もだんだんに変わっていきました。

　それ以降も「患者の知る権利」を尊重する動きは加速し、2016年に国立がん研究センターが全国の施設を対象にした「院内がん登録全国集計」では、全国のがん告知率は94%に達していることがわかりました。

これは、患者が自主的に治療に取り組むシステムが確立された証拠と同時に、がんが死に至る病気ではなくなった証拠でもあるのです。

「本人に知らせるのは酷だから」と、告知を避けた時代が「嘘」のように思えますが、ここ30年ほどで医療技術が大きく進歩したのが、この数字に表れているのでしょう。

かつて当たり前だった「本人に知らせるのは酷」という考え方は、もう通用しません。なぜなら、治療の中心に患者がいなければ、現在のような医療システム自体が成立しないからです。

がん治療は、告知の瞬間からスタートするのですから、本人不在で告知が行われるなど、よほどのことがなければありません。

もしも告知しないままで病状が進んだ時、患者さんは自分の身に何が起こっているのか疑心暗鬼になり、家族や医療担当者に不信感を持つようになるでしょう。もちろん患者さんとのコミュニケーションが悪くなり、円滑な治療ができなくなることも予想されます。

また、患者本人の自覚のなさから治療のタイミングが遅れたり、適切な処置がとれなかったりして、せっかくの時間を無駄にすることもあるでしょう。

特に、患者さんの同意が得られず、最善の治療を最良の時期に行えなかったりすると、残された時間を空費するだけになるわけで、告知を避けるリスクは非常に大きいといえます。

それでも、「本人は気が弱いから、がんと知ったらショックで悪くなるかもしれない」「家族の口からがんを告知する自信がないから」といった理由で、今でも告知をためらう人はいます。

そんな場合は、遠慮なく主治医に申し出てください。

「本人はとても気が弱いので、それを踏まえたうえでショックを受けないように告知をしてください」といえばいいのです。

また、さまざまな悩みは、全国のがん診療連携拠点病院などの相談支援センターに相談するのもいいでしょう。がんの治療に関する質問のほか、経済的な相談や精神的な相談など、いろいろな質問に答えてくれるので、頼りになります。

告知されたその瞬間から「がん」との闘いは始まります。ともに闘う者同士、気を引き締めてスタートラインに立とうではありませんか。

家族の絆が見えてくる

「がんになって、改めて家族の大切さを痛感しました」

幾度となく患者さんからこの言葉を聞きましたが、そのたびに家族の絆が深まっている様子が伝わってくるので、「そのことが再認識できて、よかったですね」と、共感の声をかけています。

ベストセラー『死ぬときに後悔すること25』の中でも、最も共感を呼んだのが「愛する人に『ありがとう』と伝えなかったこと」という項目でしたが、闘病生活の中で家族が占める大きさは、はかり知れません。

家族は、文字通り「運命共同体」なのですが、平穏な暮らしの中ではその大切さを見失いがちです。

食卓を飾る温かな食事も、聞こえる子どもたちの笑い声も、当たり前すぎて、なかなか感謝の気持ちが浮かばないかもしれませんが、改めて考えれば、これほどありがたいものはないでしょう。

その価値に「がん」が気づかせてくれるというのは皮肉なものです。でも、**病を**

機に結束を固めたご家族は数えきれないほどいますから、「これは、家族の絆を深めるいい機会だ」と、ポジティブな見方に視点を切り替えてみてはどうでしょうか。

「もしがんにならなかったら、家族のありがたさがこれほど身に沁《し》みることもなかったかもしれません」

「普段話をする機会の少ない息子が、『一人で無理しないで、何かあったらいってよ』といってくれた時は、思わず涙が出そうになりました」

「つい遠慮して、何でも自分で抱え込んでいたら、『こんな時に助け合わないでいつ助け合うのよ！』と、娘に叱られました。それからは、遠慮なく娘に甘えさせてもらっています」

　こんなエピソードを話しはじめたらきりがありませんが、誰もがいうのが「家族の絆が深まったと思う」ということなのです。

「がん」が気づかせてくれることはたくさんありますが、なかでも「家族の絆」は、かけがえのない一生の宝物になるでしょう。

自分の生きたいように生きる

「ねぇ、もし自分が『がん』になったら、どうする？」

がんの兆候などまったくなく、健康で元気に仕事をしている頃、世間話でこんな話題が出たことはないでしょうか。

もちろん単なる仮定ですから、答える方も気軽です。

「別に特別なことはないだろう。普通に治療を受けて、しばらく会社を休んで、元気になったら仕事に戻る。それだけじゃないの？」

こんな現実派も多いのですが、そこにたっぷり私情を盛り込む人もいます。

「長期休暇をとって、ハワイでゆっくり休養するな」

「サッと会社を辞めて、小さい頃からの夢だった作家をめざすかな」

でも、こうして自由に希望を語っていても、実際には「自分の生きたいように生きるなんて無理だろう」と、誰もが思っているのではないでしょうか。

「どうせ死ぬなら、がんがんタバコを吸って、お酒も飲んで、好きなように生きるさ。だって、健康的な生き方をしても意味がないんだから」と、自暴自棄な発言をする人もいて、そういう気持ちもわからないわけではありません。

でも、全体としてがんで亡くなる確率は決して高くはないのですから、治療後の展望も考えておかないと、後で「しまった！　また禁煙しなければ」ということになりかねません。

ただ、自分自身の生き方や価値観を見直すのに、「がん」が大きなきっかけを与えてくれるのは確かです。

常に深く考える人でない限り、暮らしの中で、「自分はどう生きるべきか」「自分はこのままでいいのだろうか」といった問答をする機会はあまりありません。しかし、病を得ると、人生の問題に向き合う場面はずっと多くなるはずです。

病をきっかけに人生を見直すなら、「自分にとって幸せな人生とは何か」「生きたいように生きるにはどうしたらいいのか」という点に焦点を合わせてみると、人生が大きく変わるかもしれません。

同じ痛みを持つ人がいる。
あなたは孤独ではない

友人というのは、どんな時も心強い人生の伴走者です。

特に病で心が弱った時に、黙って話を聞いてくれたり、そっと手を差し伸べてくれる友人の存在は、どれほど頼もしいことでしょうか。

治療中は気持ちが弱くなって、弱音を吐きたくなることもありますから、いつも以上に友人の存在をありがたく思うものです。

ただ、健康な友人に病のつらさを訴えても、なかなかストレートには伝わりません。また、優しい友人は患者さんに同情し、一生懸命励まそうとしてくれるでしょうが、その好意に恐縮してしまい、「心配をかけないようにしよう」と、むしろ遠慮をするケースも少なくありません。

そんな時に、**「いてくれてよかった」と心から思えるのが、同じような「がん友」の存在です。**

家族や友人には話しにくいことも、同じ病気を持つ者同士なら、意外に口が軽くなるものです。

がんを体験したことで生まれる連帯感や、患者本人にしかわからないつらさもあって、親しみの度合いが深まるのでしょう。

入院時に同室だった場合や、休憩所でよく顔を合わせる場合に、知り合う人が多いようです。共通の病であれば、相手の病状や治療のプロセスがだいたいわかるので、あれこれ説明する必要がありません。

「手術痕《あと》が目立つ」「薬の副作用が心配」など、患者さんにしかわからない悩みを共有することで、「ずいぶん気が楽になった」という人が大勢います。

「つらいのは自分だけじゃない」「みんな同じような悩みを抱えているんだ」と思えるのもいいところでしょう。

お互いの経験を話し合ったり、先輩の体験から役に立つ情報を教えてもらったり、療養生活のヒントを得られることも多いのですが、さらに、同病の人と話すことで情緒が安定したり、安心感が生まれるなど、メンタルに与える影響にも大きな期待が持てるのではないでしょうか。

患者同士のコミュニケーションで支え合う

ほかの患者さんとの交流を通じて「悩んでいるのは自分だけじゃない」「ひとりぼっちではない」と気づき、気持ちが楽になったという人はたくさんいます。

この交流は、決して一方通行のものではなく、ある時は自分が情報を届け、またある時は相手からの情報を受け取る情報交換の場でもあります。

本や手引書には載っていないことも、体験に基づいてリアルな言葉で語られると、そのノウハウはとても貴重で有益なものになります。

「あの検査は時間かかるから、そのつもりでね」「その薬、胃の弱い人にはきついみたいだから、先生に聞いたほうがいいよ」といった当事者目線の情報は、万人向けではないからこそピンポイントで役立つともいえます。患者同士で話すうち、「まとまりきらない自分の気持ちが整理され、スッキリした」という意見も多いのです。

また、自分の体験を聞いてもらうことで、「自分の話が誰かの役に立つ」という実感が持てるのも、大きなメリットです。

「治療中はどうしても周囲のお世話になりっぱなしで、負い目を感じていたんですが、ほかの患者さんの役に立つことで、少しは自信が回復できたような気がします」

これは、「患者会」で情報交換のお手伝いをしている人の感想ですが、普段は庇《ひ》護《ご》される側にいる患者さんも、ほかの患者さんやその家族を支援する側になると、張り合いを感じて活き活きした表情になっています。

生きがいを得ることで免疫力が上がったり、治癒力が高まるのは周知の事実ですから、その点でも患者間の支援システムには大きな意味があるわけです。

それでは、患者同士が支え合う交流の場には、どんなものがあるでしょうか。代表的なものとしては、患者会や患者サロン、ピアサポートなどがありますが、それぞれの特徴をおおまかにいうと、次のようになるでしょう。

◎患者会

同じ病気や障害、症状など共通する患者体験を持つ人たちが自主的に運営する会。患者さんが集まってお互いの悩みや不安を語り合ったり、いろいろな情報交換をしたり、患者用にさまざまな支援プログラムを用意しているところもあります。

活動の内容は地域や会によって違いますが、定例会の開催のほか、電話や電子メールで悩み相談を行うところがほとんどです。なかには「乳がん」「子宮がん」「胃がん」など、特定のがんに限定して運営される会もあります。

◎患者サロン

患者やその家族などが、がんについて気軽に話し合うコミュニティで、患者会より小規模でカジュアルな集まりを指します。

特に患者会の少ない地域で広がりを見せていて、最近ではがん診療連携拠点病院をはじめとする医療機関の中や公民館などに患者サロンを設ける病院や自治体も増えています。運営の形態は患者や家族が主体になっているところ、医療者を中心に活動しているところ、両者が協力しながら運営しているところなど、さまざまです。

◎ピアサポート

「ピア（Peer）」とは「仲間」という意味で、同じ悩みや経験を持つ仲間として、対等な立場で行われる規模の小さな支援です。ピアサポートは医療機関内などで実施され、仲間としてお互いに支え合ったり、悩みの解決をめざしたりしますが、ピアサポーターとして電話相談に応じる会員も年々増えているそうです。

これらの支援団体を利用するには、まず近くのがん診療連携拠点病院などにあるがん相談支援センターに問い合わせてみるのがいいでしょう。

インターネットにたくさんある「患者コミュニティサイト」を通して、患者同士の交流も盛んに行われるようになっています。患者数の少ないがんの場合でも、患者同士でも、昔よりずっと簡単に交流ができるようになりました。

ただし、支援団体の活動もさまざまですから、よく確かめてから利用しましょう。気になる点があれば、まずがん相談支援センターに相談すると安心です。

◎グループ療法

私のクリニックでは数名の同じ種類のがん患者さんと、私も入って、1時間半ほどのグループ療法を行います。医学的なデータなどを示しながらのミニレクチャーや日常的に困っていることを話し合ったりしています。

「わかってくれるはず」ではなく、言葉にしてみる

日本には、昔から「以心伝心」という便利な言葉があります。

「はっきりいわなくても、相手はわかってくれるはず」

「露骨に意思を伝えるのは、はしたない。言葉にしなくても気持ちは自然と伝わるだろう」

こうした奥ゆかしい精神文化はすばらしいのですが、高度なコミュニケーション能力を相手に期待するのは、ちょっとハードルが高すぎます。

治療中の自分の相手といえば、ほとんど家族か医療チームのスタッフがメインになりますが、そういう人たちに「以心伝心でわかってくれ」といっても、摩擦が起こるだけでしょう。

それどころか、「口に出さなくても、してほしいことを察してくれ」というのでは、一種のパワハラになってしまいます。

以前、ことあるごとに「まったく、あなたは気が利かないんだから」「そのぐらい察しなさいよ」と不満を漏らしていた母親に対して、娘さんが猛反撃。

「お母さん、口があるんだから、きちんと言葉にしてよ。私は超能力者じゃないので、相手の心なんか読めませんからね。黙って察しろなんて冗談じゃありません！」

そう大声でタンカを切ったのを聞いて、心の中で拍手を送ったことがありましたが、「言葉にしないと伝わらない」というのは、まぎれもない事実です。

第一、言葉にすればきちんと届くことを、時間をかけて不確実な方法で伝えるのは、無駄というほかありません。

特に、**医療の現場では、まぎらわしい伝え方は大きなリスクを伴いますから、「わかってくれるはず」という考え方そのものがいけません。**

では、どうすればいいかといえば、それは「素直になること」につきるでしょう。

私たちは、幼少期に人として守らなければいけない「人生のルール」をすでに学んでいますから、素直にそれに従うだけでいいのです。

誰かに何かを頼む時は、**「お願いします」**ということ。

もし相手を傷つけたら**「ごめんなさい」**と謝ること。

人に何かしてもらったら**「ありがとう」**と、感謝を伝えること。

これ以上ないほど単純なルールですが、これらの決まりをきちんと守ることで、トラブルや感情的な問題は、ほとんど回避できるはずです。

病気になって心がナーバスになるのはわかりますが、病人を見守る周囲の心も大変デリケートになります。

そんな中でスムーズなコミュニケーションを維持するには、思いやりを持ちながらも、明確な言葉で伝えることでしょう。

「相手に悪いと思って」「つい遠慮して」という理由できちんと話をしないのは、相手に対して失礼です。

ただし、**当然の心遣いとして、「いつもありがとう」「面倒かけるけど」「無理をいってごめんね」などの言葉は欠かせません。**

人と心を通わせるには、まず言葉を通わせることではないでしょうか。

生きる意味や
自分のミッションを考える

「幸福な人生とは、どういうものだと思いますか?」

そう問いかけると、「健康で長生きすること」と答える人は少なくありません。

つまり、日本では長く生きることが幸福な人生の条件だと考えている人が多く、これを基準にして一般的な人生観が成り立っているような気がします。

反対にいえば、この図式に合わないものは排除されるわけで、「長生きが幸せ」なら「死ぬことは不幸」ということになります。

もっと極端にいえば、死は敗北であり、「がん」は負けをもたらす「悪」ということにもなるでしょうが、本当にそうでしょうか。人生は長く生きたから幸せというものではなく、まして短い人生なら不幸などという単純なものでもありません。

作家の樋口一葉は24歳、石川啄木は26歳、中原中也は30歳で亡くなっていて、文豪と呼ばれた芥川龍之介でさえ35歳でこの世を去り、「麗子像」を残した画家の岸田劉生も38歳の若さで夭逝《ようせい》しています。

しかし、誰が石川啄木や芥川龍之介を指して、「若くして亡くなった不幸せな人」

「かわいそうな人」と呼ぶでしょうか。

煌《きら》めくような才能を持ち、生命の輝きを残して逝った彼らを、誰も「不幸な人」と呼ぶことはできないのではないでしょうか。つまり、人生はどう生きたかが問題で、どれくらい生きたかが問題ではないということですね。

「人生から学ぶこともなく、ただ惰性で長生きするくらいなら、病を得てもそこから多くを学び、生きる意味を知ったほうが幸せといえるのではないか」

このことに気づいたがん患者さんの、どれほど多いことでしょう。

もちろんほとんどの方は、一定の治療を終えて通常の生活に戻りますが、「がん」を機に「自分の中の何かが変わった」と感じている人はたくさんいます。

ある方は、「日々、生きていること自体が奇跡だと思えるようになった」といい、またある方は、「子どもといられる時間を精一杯大切にしようと思う」といい、またある方は、「もし自分にしかできない何かがあるのなら、それが何か一生探し続けたい」といい、それぞれが新しいミッションに気づかされたと語っているのです。

ひょっとしたら、**この「気づき」こそ「がん」が私たちに与えてくれた、かけがえのない「贈り物」かもしれません。**

こういうと「そんなのきれいごとだ」という人もいますが、病を経てその経験以上に大切な「何か」がつかめれば、とてもすばらしいとは思いませんか。

人生は迷いと悩みの連続ですが、「がん」という巨大な悩みに一度遭遇してしまえば、そのほかのたいていのことは、かすんで見えるものです。

がんになる前、毎日「勉強しなさい！」と子どもたちを叱咤激励していたお母さんは、突然、「自分たちの好きなように生きなさい」と方向転換。お子さんを置いて一人で京都に行き、京野菜の栽培を学んでおられますが、これも「気づき」がもたらした奇跡の一例でしょう。

たった一度の人生で、自らのミッションに巡り会えたことは「儲けもの」といえるのかもしれません。

目に見えない、
大切なものに出会う

最近「スピリチュアル」という言葉が一般的に使われるようになりました。「スピリチュアリティ」を日本語にすると「霊性」とか「精神性」という意味になり、何か霊的なものや宗教的なものと混同されそうですが、「スピリチュアリティ」の考え方は医学の世界でも違和感なく受け入れられています。

「霊性」というと、「あら、先生はあの世とか死後の世界とか信じているんですか?」と、怪訝《けげん》な顔で質問されるかもしれませんが、これはむしろ「超自然的なものに対する感受性」と理解してもらったほうがいいかもしれません。

たとえば、一番わかりやすいのは、フランス人の小説家であり飛行士でもあるサン・テグジュペリが書いた代表作『星の王子さま』(河野万里子訳・新潮文庫)です。『星の王子さま』にはたくさんの逸話が出てきますが、スピリチュアルな輝きが凝縮しています。

なかでも「ものごとはね、心で見なくてはよく見えない。いちばんたいせつなことは、目に見えない」というつぶやきには、サン・テグジュペリの言いたかったことがすべて詰まっているように思えます。

「地球の人たちって（中略）ひとつの庭園に、五千もバラを植えてるよ……それなのに、さがしているものを見つけられない……（中略）でも目では見えないんだ。心でさがさなくちゃ」

一見哲学的に思えるこれらの表現も、素直な気持ちで受け取ってみれば、「ああ、そうなんだ」と、頷けるかもしれません。

精神腫瘍科医として長年緩和ケアチームに加わってきた私の経験からいうと、「スピリチュアリティ」を持つ人は、充実した人生を送っているように見えます。

医療の世界も、すべてが数学やデータで割り切れるわけではなく、さまざまな要素が絡み合って結果につながります。

人間は機械ではありませんから、たとえば同じ薬でも患者さんの体質や体重、血圧、血糖値などによって反応はそれぞれです。

それらの感受性を含めて一人ひとりの患者さんを見ていくと、どうしても「心」

や「感性」に行きつきます。そういう意味では、「スピリチュアリティ」とは、「その人らしい心のあり方」といえるのではないでしょうか。

さらに、病を得たことで心の感度が高まると、星の王子さまのように、目には見えなくても、心で見えるようになるのかもしれません。

ステージⅣの患者さんが「これは負け惜しみでも何でもなく、私、今とても幸せなんです。これまで見つからなかった人生のミッションを発見して、充実感を感じています」と話していて、とても感動したことがありますが、その時、はっきりと「がんになることは不幸ではない」という確信を得ました。

ある患者さんは、がんになったことを「魂のデトックス」と呼んでいましたが、これはなかなか的を射た表現だと思います。

もし、がんになったことをラッキーだと思えたら、人間としてのキャパシティがひとまわりもふたまわりも大きくなった証拠かもしれません。

誰かのために行動することで
元気になる

2016年と2019年の2回、聖路加国際大学のホールで、「ステージ4をぶっとばせ」というフォーラムを行いました。4人のステージⅣの患者さんに、がんに負けない生き方について講演をしてもらいました。

患者さんの生き方は一人ひとり異なっていますが、実はこの時、ステージⅣをぶっとばしている（負けずに、前向きに希望を持って生きている）患者さんたちに、ある共通点があることに気づいたのです。

①治療は標準治療を基本とし、自分なりの補完療法を行っている
②「誰かのために」活動をしている
③決してあきらめず、希望を持って生きている（これは治療だけにかかわらず、自分がやりたいと思うことをやっている）

たとえば登壇してくれたジュエリーデザイナーの方は、乳がん検診をすすめる「ピ

ンクリボンキャンペーン」で、「ピンクリボンアクセサリー」を考案し、発売しました。そこには、同じがんの仲間たちの助けになりたいという気持ちと、がんではない一般の人に、がん検診について知ってもらいたいという思いがありました。この活動に賛同してもらうために彼女は苦労しましたが、幸い、2社の企業が手を上げてくれたおかげで、収益金を乳がん患者の団体と子どもたちの芸術体験を支援する団体に寄付できたのです。

この活動は、他者を助けると同時に、彼女自身の心を救う存在になったそうです。また、この本のはじめにある、「治療を考える」の絵を描いてくれた、イラストレーターの女性は、乳がんに伴ってリンパ節を切除しました。リンパ節を切除すると、リンパ液がたまりやすくなり、リンパ浮腫になってしまいます。

その対処方法に、スリーブという弾性包帯のように締め付けるものがあるのですが、日本製には好きなデザインがなく、外国製のものはデザインはいいけれどサイズが合わない。そこで、日本でスリーブを作っている人と一緒にデザインをすることで、同じ悩みを抱えている人の役に立ちたいと企画中です。

もし、この2人の女性ががんになっていなかったら、ピンクリボンアクセサリーをデザインすることもなかったでしょうし、リンパ浮腫のためのスリーブを新たに作ろうなどと考えることもなかったでしょう。その先にある、たくさんの人たちの笑顔と出会うこともなかったでしょう。

紹介した2人の女性以外にも、たくさんのがんサバイバーが「誰かのために」活動をし、そのことで自分たちも元気になっています。

服飾評論家、シャンソン歌手、タレントなどいくつもの顔を持ち活躍しているピーコさんもその一人です。ピーコさんは1989年に、30万人に1人という希少がんで左目を失いました。体の一部、それも生活に直接かかわる目を失う喪失感ははかり知れませんが、さまざまな葛藤を経て、体も心も少しずつ回復していった時、今度はお金の問題に直面しました。

義眼は非常に高価で、なおかつ、はじめの頃は次々と付け替える必要があり、その額は高級車が買えるほどでした。

するると、仲の良い友達が中心となり、「義眼をプレゼントする会」を立ち上げ、たくさんの寄付を集めてくれたのです。寄付をしてくれたリストの中には、それまで自分が嫌っていた人も名を連ねていて、ピーコさんははっとしました。「今まで私は自分のことばかり考えて生きてきた。気がつかなかったけれど、いろんな人が自分を気にかけてくれている。一人で生きているのではない」と気づいたそうです。

そして、小さな力にしかなれないかもしれないけれど、可能な限り体を動かして手伝いをしたいと考え、阪神淡路大震災を機に発足した「ゆめ風基金」の活動を続け、東日本大震災の時にも、釜石市や福島市の人の支援活動にかかわったそうです。

がんを経験することで、周りの人や社会に生かされている自分に気づく人は少なくありません。そして、命に限りがあることをリアルに感じて、「よりよく生きよう、自分も誰かを支える存在になろう」と、心から思えるようになるようです。

保坂　隆（ほさか　たかし）
保坂サイコオンコロジー・クリニック院長、聖路加国際病院・診療教育アドバイザー。
1952年山梨県生まれ。慶應義塾大学医学部卒業後、同大学精神神経科入局。90年より２年間、米国カリフォルニア大学ロサンゼルス校（UCLA）へ留学。東海大学医学部教授を経て、2010年、聖路加国際病院で精神腫瘍科を開設し、がん患者の心のケアに当たる。2017年、聖路加国際病院を定年退職し、保坂サイコオンコロジー・クリニックを開業する。『しがらみを捨てると楽になる』（朝日新書）、『お金をかけずに老後を楽しむ　贅沢な節約生活』『頭がいい人、悪い人の老後習慣』（共に朝日新聞出版）など著書多数。

がんになったらまず読《よ》む本《ほん》
これだけ知《し》っておけば、治療《ちりよう》も生活《せいかつ》も迷《まよ》わない

2019年10月30日　第１刷発行

著　　者　保坂　隆
発 行 者　三宮博信
発 行 所　朝日新聞出版
〒104-8011　東京都中央区築地５-３-２
電話　03-5541-8814（編集）
03-5540-7793（販売）

印刷製本　大日本印刷株式会社

Published in Japan by Asahi Shimbun Publications Inc.
ISBN978-4-02-331845-8
定価はカバーに表示してあります。

落丁・乱丁の場合は弊社業務部（電話03-5540-7800）へご連絡ください。
送料弊社負担にてお取り替えいたします。